こころをとらえるナーシング

保坂 隆 著

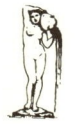

星 和 書 店

Seiwa Shoten Publishers

2-5 Kamitakaido 1-Chome
Suginamiku Tokyo 168-0074, Japan

はじめに

　筆者は以前,「こころの看護学」という雑誌に連載を頼まれたことがあった。この連載は本来,4回の予定であったが,思わぬ好評をいただき,なんと12回となった。この連載は,力動精神医学を解説して,それの一般臨床での看護への応用を試みたものであった。

　そして,その後も,各方面から,連載内容に関する評価をいただき,ついに今回の出版が実現したのである。実際に読者からの支持を受けたものが,単行本化されるのは光栄なことである。

　ところで筆者は,コンサルテーション・リエゾン精神科医として,総合病院の臨床各科で生じた精神症状についての相談に応じたり,一緒に解決策を練ったりしているが,その活動を通じて感じることは,すべての臨床場面における,看護スタッフの役割の重要性である。

　それは具体的にいえば,看護スタッフには「精神症状の早期発見」と「支持的精神療法」がごく自然に行えることである。

　ところが,コンサルテーション・リエゾン活動の中で各科の医師や看護スタッフ,さらに,他のコメディカル・スタッフと話すなかで,ある種のストレスを感じることがあるのも,また事実である。それはどうも,各スタッフとの間に,メンタル・ケアに関する共通言語がないこと,つまり,基本的な用語が理解されないことに起因するストレスのようなのである。

　かつて学んできた精神医学や心理学は,なんとも難解であり,とっつき難いものであったと思う。卒前教育のなかで精神医学を

もっと魅力的にしなければならないのは言うまでもなく、今後の大きな課題である。さらに卒後教育も十分とは言えない。精神科病棟に配属されれば、精神疾患の看護には詳しくなるが、一般病棟でのメンタル・ケアにはあまり役に立たない。一般病棟に配属されれば（実際には新卒の看護スタッフの95％以上がこれに相当するが）、メンタル・ケアに関する知識や技術を学ぶ機会はほとんどなくなってしまう。精神科医や心理士などが加わった症例検討を病棟でするななら、それは理想的な卒後教育の場になるが、ほとんど行われていないのが現状である。

　そこで、本書では、特に卒後教育の場として、看護臨床に役立つ精神医学的知識や心理学的知識を提供することを目的として、連載論文に手を加え、不足分を補完した。

　つまり本書は、力動精神医学の概念を用いて、一般の看護スタッフが「精神症状の早期発見」と「支持的精神療法」をごく自然に行えることを目的としたものである。本書が、患者のメンタル・ケアの重要性にすでに十分に気づいている多くの看護スタッフにとって、役立つ一冊となることを願ってやまない。

　最後に、本書の単行本化を勧めてくれ、現場の看護スタッフのニーズを明確化して貴重なご意見をくださった埼玉県済生会栗橋病院リエゾン心理士の町田いづみ氏にこの場を借りて深謝いたします。

　　平成14年4月

　　　　　　　　　　　　　　　　　　　　　　　　保坂　隆

もくじ

はじめに *iii*

I 力動精神医学 —看護への応用—

■ 1. 精神の動きやメカニズムの解明―力動精神医学の定義と歴史― ……………………………… *3*
1. 力動精神医学と精神分析　*3*
2. 力動精神医学の基本的な考え方　*5*
   (1) 力動論的観点　*6*
   (2) 局所論的観点　*6*
   (3) 発生論的観点　*6*
   (4) 経済論的観点　*7*
   (5) 構造論的観点　*7*
   (6) 適応論的観点　*8*
   (7) 対象関係論的観点　*8*
3. 力動精神医学と看護　*8*

■ 2. 心理的防衛機制と対象喪失 ………………………… *12*
1. 心理的防衛機制　*12*
2. 対象喪失　*16*

■ 3. 悲哀の仕事と危機モデル ………………………… *19*
1. 悲哀の仕事　*19*
2. 危機モデル　*22*
3. 悲哀のケア　*25*

■ 4. チーム医療 ………………………………………… *28*
1. チーム医療の必要性　*28*

  2. チームの構造　*30*
  3. がん医療におけるチーム医療　*31*

《サイドメモ》神経症　*36*
《事例検討①》演技的で，感情的で，気まぐれな反応　*39*
《事例検討②》情緒不安定で，孤独への耐性を欠いた反応　*42*
《事例検討③》不安で臆病な反応　*46*

■ 5. 心気的な患者へのアプローチ……………………… *48*
  1. 不定愁訴症候群とは　*48*
  2. 精神科的なとらえ方　*49*
  3. 心気的な患者への対応　*51*

《サイドメモ》受診援助　*56*

■ 6. トラブルメーカー・問題患者……………………… *59*
  1. 問題となる患者の態度や行動　*59*
  2. トラブルメーカー・問題患者の背景　*60*
   (1) 患者側の要因　*60*
   (2) 医療者側の要因　*63*
  3. 代表的なトラブルメーカーあるいは問題患者　*64*
   (1) 医師の指示を守らない患者　*64*
   (2) 依存的な態度，反抗的な態度の患者　*64*
   (3) 医療に対する不信感を抱く患者　*64*
   (4) 執拗に検査を要求する患者　*65*
   (5) 病棟を混乱させる患者　*65*

■ 7. 自殺企図患者へのアプローチ……………………… *67*
  1. 自殺企図の背景　*68*
  2. 自殺の再企図の背景　*69*
  3. 再自殺企図の予防　*70*
  4. 一般病棟での対応　*71*

《サイドメモ》希死念慮を抱く者への理解　*77*

《サイドメモ》希死念慮を抱く者への対応　　*78*

■ 8. 看護スタッフのポジショニング ……………………… *79*
1. 看護スタッフの中間性　　*79*
   【症例1】　*80*
   【症例2】　*82*
2. 看護スタッフのポジショニング　　*85*

《サイドメモ》逆転移と看護　　*88*

■ 9. 障害の受容への援助 ……………………………………… *91*
   【症例－前半－】　*91*
   【解説－前半－】　*93*
   (1) 障害を喪失体験としてとらえる場合　　*93*
   (2) 障害を危機としてとらえる場合　　*94*
   【症例－後半－】　*94*
   【解説－後半－】　*96*

《サイドメモ》薬と病気　　*99*
《事例検討④》治療の意欲低下の背景　　*101*

■ 10. 燃えつき症候群 (Burnout syndrome) …………… *108*
1. 日常用語としての燃えつき症候群　　*108*
2. 救命センター勤務のXさんの場合　　*109*
3. 神経衰弱　　*109*
4. 熱傷センター勤務のYさんの場合　　*110*
5. 燃えつき症候群　　*111*

《サイドメモ》ストレスを緩和させる　　*115*

■ 11. 家族への援助 ……………………………………………… *121*
1. 医療における家族の役割　　*121*
2. 患者としての家族への精神療法　　*123*
3. 治療者としての家族への精神療法　　*124*
4. グリーフ・ワーク　　*125*

II 看護スタッフによる精神療法

■ 12. 精神療法 ……………………………………………………… *131*
　1. 支持的精神療法　*132*
　　(1) 支持的精神療法の要素　*133*
　　(2) 支持的精神療法のテクニック　*134*
《サイドメモ》カタルシス　*137*
《サイドメモ》「私はもうダメ？」に対して　*138*
《サイドメモ》暗示の用い方　*139*
　2. 洞察療法　*140*
《サイドメモ》洞察療法と支持的精神療法　*144*
　3. カウンセリング　*145*
　4. 認知療法　*145*

■ 13. 行動療法 ……………………………………………………… *148*
　　(1) 古典的条件づけ　*148*
　　(2) オペラント条件づけ　*150*

■ 14. リラクセーション ………………………………………………… *151*
　　(1) バイオフィードバック　*151*
　　(2) 自律訓練　*152*
　　(3) 漸進性筋弛緩法　*152*

　おわりに　*155*

第Ⅰ部

力動精神医学—看護への応用—

1. 精神の動きやメカニズムの解明
―力動精神医学の定義と歴史―

　定義から入る本は，やはり堅いイメージを持たれやすいが，力動精神医学を知るためには，まず，精神の動きやそのメカニズムについての理解はどうしても避けられない。しかし，難しい言葉を並び立てるつもりは毛頭ないので，潜入観をもたずに読んでいただきたい。

1. 力動精神医学と精神分析

　現代の精神医学の考え方や方法論については，記述精神医学と力動精神医学のふたつの大きな流れがある。記述精神医学（Descriptive Psychiatry）とは，精神現象を客観的に観察し，記述し，分類することに重点を置く精神医学の流れであり，主としてドイツを中心にして発展してきた。それに対して力動精神医学（Dynamic Psychiatry）とは，これらの精神現象の基礎に働いている精神の働きやメカニズムを理解して解明していくことに重点を置く流れのことであり，主としてアメリカを中心にして発展してきている。

　もちろんこれらの流れは，どちらが優れているとか正しいのかといった議論の対象になるものではなく，むしろ精神医学の臨床や研究の中で互いに補い合っていくものである。しかし，現実的

には，どちらの精神医学の方法論に重点を置くかによって，その精神科医の臨床や研究のやり方は自然と特徴づけられてくるように思える。

ところで，力動精神医学の「力動」とはあまり日常的に使われる用語ではないが，もともとは精神分析でいう「力動論的観点」という言葉に由来する。この力動論的観点とは，精神分析が精神現象を理解する際の最も基本的な考え方のひとつであり，具体的には「精神現象の基礎にはさまざまな精神的な力が作用し合っている」という見方である。すなわち，不安とか抑うつなどの精神現象の基礎には，愛情と攻撃性とか，欲求の充足と抑圧，といったさまざまな力が作用し合っていて，それらの力が作用し合った結果としてこのような精神現象が現れるという理解の仕方である。

精神分析の創始者であるフロイト（Freud, S.）は，精神現象を物理学や化学のような純粋自然科学的な概念で理解しようと努めてきたが，彼が提唱した基本概念である「力動論的観点」は，物理学でいう力学の考え方に由来している。つまり，力動論的観点には，心のなかの衝動や欲求の質や量や方向性なども包含されているのである。そして，このような力学的な因果関係といった観点から理解される心の働きを「精神力動（Psychodynamics）」，さらに，これに関係する学問や理論を「精神力動論」と呼ぶのである。

このように力動精神医学は，まさに精神分析からの強い影響を受けて発展してきたものである。その歴史に関して略述すると，まずはフロイトが1909年にアメリカに招かれ講演したのを契機として，精神分析はアメリカ国内にすさまじい速度で浸透していった。同じ時期，すなわち1913年には，アメリカ精神医学の

始祖と言われるアドルフ・マイヤー（Meyer, A.）が、ジョンズ・ホプキンス大学の精神科教授に就任した。彼は、もともとはヨーロッパ生まれで、イギリスの神経学者であるジャクソン（Jackson, H.）から器質力動論を、またドイツの精神病理学者であるクレペリン（Kraepelin, E.）から記述精神医学を学んだ後に、渡米してきた精神科医である。マイヤーは精神障害に関して独自の考えを持っていた。すなわち、すべての精神障害を、個体の環境に対する「反応」として捉えようとするもので、精神病反応とか神経症反応などと呼ばれていた。しかし、もともとこの「反応」という考え方自体が、精神分析でいう力動的な考え方と酷似するものであり、マイヤーは精神分析を高く評価しその普及に貢献したのである。結果的に、このようなマイヤーの考え方やフロイトの精神分析が一緒になって力動精神医学が形作られていったのである。

わが国でもこの力動精神医学は、戦後、特に米国で教育を受けた精神科医を中心として広まってきた。伝統的なドイツ流の記述精神医学とは対比されることが多いが、臨床的にはその両者の考え方が必要であり、相互に補完して統合されていかなければならないものである。

2．力動精神医学の基本的な考え方

このように力動精神医学とは、精神現象を、その基礎にあって互いに作用し合っているさまざまな精神的な力という側面から捉えていこうとするものである。そこには、いくつかの基本的な観点があるのでそれらについても説明していく。

(1) 力動論的観点

すでに述べたように，精神現象の基礎には愛情と攻撃性とか，欲求の充足と抑圧，といったさまざまな精神的な力が作用し合っていて，それらの力が作用し合った結果として精神現象が現れるという理解の仕方である。もちろん正常者の精神現象を理解する場合でも，あるいは神経症や精神分裂病などの精神障害者の精神現象のメカニズムを理解する場合にも応用できるし，さらには個人を超えた対人関係や家族関係などの理解にも重要になってくる考え方である。

(2) 局所論的観点

人間の精神生活には，本人が意識している領域だけでなく，意識していない領域，すなわち無意識の領域などもあり，それが意識領域あるいは行動にも影響を与えているという観点である。この観点によれば，人間の精神は i 無意識，ii 前意識，iii 意識，の3つの局所に分かれているという。無意識とは，思い出そうとしても思い出せない，意識しようとしても意識に上ってこないような領域のことであるのに対して，前意識とは，普通は意識に上ってこないが指摘されると意識に上ってくるような領域のことである。過去の記憶に関しても，「…のようなことがあったじゃないの」と言われて思い出せるのならば，それは前意識レベルのことであり，どんなに誘導されても思い出せないとしたらそれは無意識レベルのことである。

(3) 発生論的観点

現在の精神現象や精神症状を理解するためには，その人の過去の体験や生育歴を考慮しなければならないという観点である。性

格形成に関係する幼少時の生活環境や重要な出来事などに注意が払われることになる。特に、その後の性格や精神生活に影響を与えるようなショッキングな出来事や、その時の体験内容は「外傷体験」ともいわれ、重要視される。

(4) 経済論的観点

中枢神経系の生化学的エネルギーに基礎づけられた精神的なエネルギーを想定して、その移動や増減などで精神活動を考えていこうとする観点である。上述した力動論的観点と同様に、神経学者フロイトにとっては親和性のある物理・化学的な概念を精神活動の解釈に導入した所産であり、その意味では独創性に富んだ思考様式であるといえる。この考え方によれば、たとえば性的な葛藤から生じたエネルギーが、象徴的な意味合いを持った身体症状になって現れたものが転換ヒステリーだということになる。

(5) 構造論的観点

人格はエス・自我・超自我の三要素から構成されていて、その三者間の力関係や相互作用によってさまざまな精神現象が現れてくるという観点である。エスとは本能とか衝動を意味しているが、これにはたとえば性的な衝動や攻撃的な衝動のようなものが含まれる。一方、超自我とは幼い頃に両親から教えられた道徳的な規範や、思春期以後に獲得された社会的な価値規範などが、心の中に内在化されたものである。そして、自我とはエスと超自我からの要求や力を調整して、精神の平衡を保ったり現実に適応していこうとする主体である。自我が自らを守るために駆使しているのが、後に述べるような「心理的防衛機制」である。

(6) 適応論的観点

ひとは外界の現実や環境に対して、積極的に適応していこうとする機能があるという観点である。この観点は、フロイト以降に発展したハルトマン（Hartmann, H.）らによる自我心理学によって解明されたものである。フロイトの時代の精神分析は、神経症を中心とする心的葛藤によって生ずる病的な状態の解明に焦点が当てられていたが、この適応論的観点以後、精神分析は健康な精神機能までも包含していったのである。

(7) 対象関係論的観点

周囲の対象との関わり方の特徴が、その個人の精神現象を決定づけるという観点である。この場合の対象とは、外界にある客観的な存在としての対象だけではなく、個人の心の中に形作られた内的対象をも意味している。フロイト以後のクライン（Klein, M.）やウィニコット（Winnicott, DW.）らの精神分析医によって解明された観点である。たとえば、厳しい父親像を抱いている個人が、年上の男性との関わり方においては、叱られはしないかとたえず怯えるような態度で接していた場合、何かの契機により自責的・自虐的な精神症状が現れやすい、と考える観点である。

3. 力動精神医学と看護

コンサルテーション・リエゾン精神科医として、一般病棟の患者の精神症状を扱っていると、そこでの看護スタッフという職種の重要性について考えさせられることが多い。その第1は、看護スタッフは1日24時間患者に接しているために、患者の呈する精神症状を早期発見できるポジションにあるという点である。だ

1. 精神の動きやメカニズムの解明　9

から，患者に接していて「ちょっと変だ」と看護スタッフが思ったときには，必ず何かが起こっていると考えたほうがよい。たとえば，軽い意識障害を起こしていたり，せん妄（軽度から中等度の意識混濁に不安や恐怖の感情が加わり興奮や異常言動がみられる場合）の初期症状だったり，医療への不信感が始まっているときだったりなど，放っておくと大きな問題に発展していくような症状を初期段階で捉えることができる位置にいる。だから，看護スタッフは期待されるのである。

第2には，看護スタッフはたえず患者のそばにいるために，ごく自然に心理的なサポートができるポジションにあるという点である。専門的にいえば，ごく自然に支持的精神療法ができる位置にいるということになる。支持的精神療法とは，励ましたり，保証したり，安心させたり，不安を和らげてあげたり，平易な言葉で病気や検査や治療のことを説明してあげたりすることである。その場面に，わざわざ精神科医や心理士が出ていくと話が大げさになるし，患者にとっても構えが出てきてしまうから，看護スタッフの役割は大切である。

第3の重要性は，看護スタッフは「中間的な」役割やポジションにあるという点である。医師と家族との中間という意味であるが，たとえば自分の病気について，主治医のように詳細な病理所見や検査所見は知らなくても，自分の病気については知ってくれている。だから，医師に訊くのは怖いが，看護スタッフには質問できる，という具合である。また，情緒的にも家族とは怒鳴り合っても，医師に向かっては怒りを直接的に出せないことが多いが，看護スタッフには八つ当たりができる，といった具合である。このようなポジションにある対象に向かっては，さまざまな感情が投影されるものである。しかも，入院という状況において

は患者はただでさえ不安で孤独なものであり，情緒的には子どもがえりしやすい状況にある。専門的に言えば「退行」であるが，人は退行した状況では素直な感情や行動が表面化しやすいものである。だから，看護スタッフは患者の心を映し出す鏡のような存在でなければならないのである。

このような看護スタッフの重要性も，やはり患者心理の理解や心理的なアプローチの基本技術が前提になるものである。そこで，心理的なことを勉強しようとしても，学生時代に学んだ精神医学は難解な用語ばかりが出てきた思いがよぎって抵抗感があるし，第一，精神病患者へのアプローチをしようとしているわけではないことに気づく。そこで，心理学の本を探し始めると，そこには臨床からは少し離れた諸理論が詳述されているため，看護に即座に役立つとは思えなくなってしまう。そして結局のところ，心理的な理解やアプローチを看護に導入することの重要性は理解できているのに，実際にはそれが不可能になってしまい，いつしか忙しさの中で忘れていってしまう。

繰り返して言うが，ここで述べたような看護臨床に役立つ精神医学的な知識や技術は，従来の精神医学や心理学は教えてはくれないのである。それを教えてくれるのが，「力動精神医学」なのである。具体的に言うと，患者心理の理解には，まずわれわれが自我を守るために無意識的に使っている心理的防衛機制について，その種類と具体例などを理解しておくべきである。次に，医療の現場で遭遇する患者は，さまざまな意味での対象喪失を経験し，それに引き続いたいろいろな心理過程（悲哀の仕事）にある。だから，対象喪失と悲哀の仕事という観点からの患者心理の見方が必要になってくる。さらに，特に救急で搬入された患者や，外傷

などで急に体の一部や機能を失った場合には，危機モデルといった観点からの見方も必要になってくる。さらに，看護スタッフの仕事だけでなく医療の場は，「チーム」として機能することが多い。そこには，スタッフ間のさまざまな心理や葛藤が見られるものである。だから，そんなチーム医療という観点からも自分たちの職場を見ていく必要性も生じてくる。それ以外に本書では，さまざまな切り口で看護の臨床について考えてみた。これらすべてが，力動精神医学を看護の領域に応用したものである。

2. 心理的防衛機制と対象喪失

精神力動精神医学の看護への応用を試みるにあたり，前章では，力動精神医学の定義と精神分析を絡めた歴史的背景について述べた。そこで次に，患者心理の理解に不可欠な「心理的防衛機制」と，医療の現場で起こっている現象を「対象喪失」という観点から見ていく。

1．心理的防衛機制

誰でも，目の前のストレスや不快な出来事，過去の記憶に残る嫌な思い出や感情などは，気づかないようにするか，または，何かの形で発散するようにしている。このような対処は無意識的に行われ，そのメカニズムのことは「心理的防衛機制」と呼ばれる。一般病棟に入院する患者も当然このようなメカニズムで手術や検査や，痛みなどの自覚症状を払拭しようとしている。たとえば，現実的な状況を認めまいとするのは「否認」であり，医療の現場では最もしばしばみられる心理機制である。しかし，このような理解の仕方がないと，病気の説明をいくら聞いても，理解していないかのように振る舞っている患者のことを，「困った患者だ」と感情的に解釈してしまうことになる。また，重篤な疾患にかかった患者があたかも「子供がえり」したかのようにわがままになっ

たとしたら，それはストレスに対する「退行」という現象であると理解すべきであり，決して「わがままな患者」として理解すべきではないのである。さらに，ふだんは極端に従順な患者が急に怒りっぽくなったとしても，それは，それまでが単に「反動形成」であったと理解することができるわけである。

このような理解の仕方が臨床的に役に立つことは事実であるが，一方で，看護スタッフにとってはそれが「知性化」という心理的防衛機制になっていることも忘れてはいけない。医療者がこのような防衛機制を多用・乱用した場合には，そのような態度は，患者にとっては「距離の遠い，冷たい」感じに映るようなのである。つまり，熱心で暖かい受容的な態度と，客観性・中立性を保つための冷静さが共存していなければならないことになる。

以下に代表的な心理的防衛機制をあげる。

①**抑圧**：衝動や葛藤を無意識的に抑えこむ防衛機制であり，それを意識的に行うときには「抑制」と言われる。抑圧は中心的な防衛機制で，これが有効に機能するか否かにより，神経症的であるのか精神病的であるのかの病態レベルの評価が可能になってくる。不安神経症の患者が感ずる漠然とした不安感は，この防衛機制が弱まったときに生ずるとも言える。精神病状態では，この抑圧がうまく機能しないために恐ろしいまでの恐怖感を感じることがあったり，衝動のままに言ったり行動したりするため，周囲からは奇異に思われることがある。また，病態水準としての境界例では，通常はこの抑圧が適切に機能するが，ショッキングな出来事にあったり精神的に不安定になったりすると，抑圧が不十分になり衝動的な行動として現れることになる。

②**否認**：現実的な状況を無意識的に認めまいとする防衛機制である。手術や重篤な病気に対する否認はしばしばみられ，一時的

な時には有効な場合もある。つまり，一瞬目を閉じていれば過ぎ去ってしまうような検査や手術のことを，必要以上に深刻に考えていてもその事実がやってくることに変わりはない。それよりも，まるでそのことをすっかり忘れてでもいるかのような態度でいたほうが辛さを感じている時間は少ないわけである。そのような時には，この否認が役に立つのである。しかし，この機制が長続きすると，病気についての正しい理解ができずに服薬や安静が守れないなどの不都合がある。たとえば，糖尿病であることを否認していると，治療上望ましくない行動をとることが多いし，心筋梗塞で入院したことを否認すれば急性期の安静が守れないことになる。

③反動形成：ある対象に向けていた，本当の感情とは正反対の感情や振る舞いを，無意識的に行なう機制である。本当は怒っているのに，表情や言葉は慇懃であったりするような場合である。一般論として，慇懃であったり，過度に従順な態度の裏には，反動形成という機制がある可能性が高い。

④置換（置き換え）：ある対象に向けていた感情や衝動が，他の対象に向けられることである。たとえば，主治医に対する怒りが置換されると，いわゆる八つ当たり的に看護スタッフや家族に向けられることになる。看護スタッフという職業は，八つ当たりの対象になることが多いが，この「置き換え」という防衛機制のために，今は自分にネガティブな感情が向けられているのだという理解がないと，必要のない悩みを抱えることになる。

⑤退行：人格はさまざまな段階を経て，形成され，成熟していくものであるが，なんらかのストレスに遭遇したり，その状況が長く続いたりした時などに，それ以前の発達段階に戻ってしまい，自我を守ろうとする防衛機制が働く。簡単に言えば，「子供

がえり」のようなもので，患者は看護スタッフに甘えたり，すねたり，わがままになったりする。どこまで退行を許すかという点も，看護スタッフのミーティングでは話題にされやすい。
⑥**知性化**：衝動や葛藤を，知的に理解したり，表現しようとしたりする防衛機制である。話をしていても，相手の話が感情的・情緒的な感じがなく，必要以上に理屈っぽく難しい内容ばかりに聞こえる場合に，この防衛機制が考えられる。医療者が，患者心理の理解のためにこの知性化を多用すると，患者からは冷たくなったとか，遠のいていった，というふうに見えるようである。
⑦**行動化**：言語的な交流をすべき時に，行動でしかそれが表現されない場合を言う。医療者に落ち度があった場合，言葉で言えばわかるのに，怒って自己退院してしまう場合は行動化と言うことができる。かなり幼稚な防衛機制であり，家庭内暴力や非行や性的逸脱なども，この行動化に含まれる。
⑧**躁的防衛**：本来なら抑うつ的になるところを，明るく振る舞ったり，周囲を見下げたような考え方をしたりする防衛機制である。しかし，この機制は長続きはせず，やがては抑うつ的になっていくことが多い。
⑨**分裂**：自分のなかや他人のなかには良い部分もあり悪い部分もあるのは当然であるが，それが一体化せず，分離されて認知される病的な防衛機制である。周囲の対象が「良い対象」と「悪い対象」に分裂され，対人関係でもトラブルを生ずるものである。看護スタッフもこのように二分され，「悪い看護スタッフ」になってしまった場合には，やはり心地よいわけではなく，「良い看護スタッフ」との間でさまざまな葛藤が生ずる。境界型人格障害で典型的に見られるが，看護スタッフはチーム・ミー

ティングを繰り返し，患者の精神病理としての共通認識を持つべきである。

⑩ **投影**：自分がもっている，受け入れがたい感情や衝動を，あたかも相手や他人がもっているように感じさせる，病的な防衛機制である。たとえば，自分が怒りを感じている相手に関して，「あの人はわたしのことを怒っている」と解釈する場合などである。妄想や幻聴なども，このような病的な防衛機制として理解することが可能である。

⑪ **昇華**：社会的・文化的に，より高い次元の手段や方法で，衝動を発散させたり充足させたりするような，最も成熟した防衛機制である。スポーツ選手や外科医などのなかには，自らの衝動や攻撃性を職業的に昇華させていると思われる者もいる。

2. 対象喪失

日常の生活では，たとえば肉親を亡くすとか，大切なものを落とすとか，失恋するという具合に，いわゆる喪失体験がいたるところで見られる。そして，その喪失体験にじっと耐えたり，お酒その他で誤魔化そうとしたり，他人や物に当たり散らしたり，新しいものを手に入れて淋しさを紛らそうとするものである。

医療の現場というのは，機能の喪失や制限，あるいは極端な場合には亡くなることもあり，患者や家族にとっては喪失体験が繰り広げられる場である。医療関係者はそういった心理的な危機状況にある人たちと，日常的に相対していかなければならない職業とも言える。そのため，喪失体験とそれに伴う心理状態を理解し，それによって患者心理を評価していかなければならない。

日常的に言われる「喪失体験」は，専門的には「対象喪失(object

表 2-1　対象喪失の 3 つの意味

1. 現実的な「もの」をなくすこと
2. 自己を一体化していた環境・地位・役割を失うこと
3. 自分自身の機能や体の一部を失うこと

loss)」と呼ばれている。そして，この対象喪失には表 2 - 1 で示したように，さまざまな意味がある。

対象喪失の第 1 の意味は，現実的な「もの」をなくすことである。これは，財産を失ったり，肉親を亡くしたり，大事にしていた物やペットを失うことである。また，ここでは現実的・外的な意味だけでなく，心理的・内的な意味も当然含まれている。たとえば，親しい関係にあった人間を失うという「対象喪失」の場合には，死別ばかりでなく，失恋などで恋人を失ったり，けんかをして友情関係が無くなったり，子供が成人して家を出ていったり，娘が嫁いでいくことなども含まれることになる。

対象喪失の第 2 の意味は，自己を一体化していた環境・地位・役割を失うことである。自己を一体化していたものとの別れであるため，この対象喪失は自己の一部を失うことを意味していることになる。具体的にはこれには，住み慣れた環境や故郷からの転居や別れ，定年退職や転勤，卒業や転校なども含まれている。転居に伴ない抑うつ状態を呈する場合は，「引っ越しうつ病」と言われているが，この第 2 の意味での対象喪失に対する，過度の心理的反応と換言できる。その他，うつ病では「昇進うつ病」も知られているが，課長から部長に昇進した後で急増した仕事量をこなしているうちに，疲弊して抑うつ的になるというメカニズム以外に，それまで長い間自己を一体化していた課長という役割を失う

という機序も考えられる。そのように考えると，昇進も第2の意味での対象喪失に含まれることになる。

　対象喪失の第3の意味は，自分自身の機能や体の一部を失う場合である。けがをして身体の一部やその機能を失うことはもちろんであるが，成人病などに罹患して仕事上や日常生活の制約を受けたり，性欲や野心などを失ったりする場合も含まれる。典型的には，もともと野心家の男性が心筋梗塞になり，多忙な仕事を禁じられることにより野心を失ったり，日常生活の制約を受けたり，仕事を通じて表現していた男性性を誇示できなくなったりする場合である。また，これと平行して医療費がかかったり，収入が減ずるなどの経済的対象喪失(第1の意味での対象喪失)もオーバーラップしている。いずれにしても，医療の場で遭遇する患者のほとんどすべてには，この第3の意味での対象喪失がみられることになる。

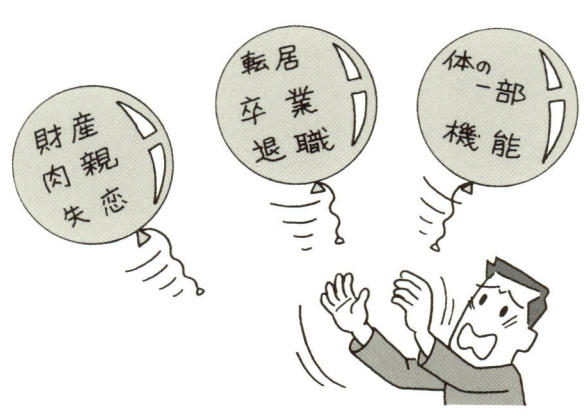

3. 悲哀の仕事と危機モデル

「心理的防衛機制」と「対象喪失」という観点から、患者心理が理解されたところで、次には、その対象喪失に続いて起こってくる一連の心理過程である「悲哀の仕事」についても知っておく必要がある。そして、特に救急医療や、急激に生じた疾患や怪我で入院した患者の心理について、「危機モデル」という観点から説明していく。

1. 悲哀の仕事

医療の現場というのは、機能の喪失や制限、あるいは極端な場合には亡くなることもあり、患者や家族にとっては喪失体験が繰り広げられる場であることは前章で説明した。医療関係者はそういった心理的な危機状況にある人たちと、日常的に相対していかなければならない職業であるため、喪失体験に伴う心理状態（悲哀の仕事）を理解し、それによって患者心理を評価していかなければならない。

このような対象喪失に際しては、時間が経てば自然になんの苦もなく対象を忘れてしまえるものでもない。長い時間をかけて、さまざまな心理状態が繰り返され、対象喪失を知的に理解するだけでなく、失った対象を情緒的にも断念するものである。この間

の，さまざまな情緒状態や防衛機制が繰り返される一連の心理過程のことは，「悲哀の仕事（mourning work）」あるいは「喪の仕事」「悲嘆の仕事」と呼ばれている。したがって，「対象喪失」に続く「悲哀の仕事」を理解しておくことは，患者が示す一見すると了解困難な言動の理解に役立つだけでなく，それらの情緒状態に対する心理的アプローチにも役立つことになる。

　「悲哀の仕事」の個々の心理過程を説明するために，症例を示す。

【症例】
　58歳，男性。数年前から高血圧のために近医を受診し，降圧剤の投与を受けている。ある冬の寒い朝，通勤途中で激しい頭痛と左半身の不全マヒを呈して救急病院に入院した。意識は清明である。

　まず，悲哀の仕事の最初の段階は「否認」である。これは，現実に起こっていることを無意識的に認めまいとする防衛機制である。具体的には，「まさか」とか「そんな馬鹿なことはない，なにかの間違いだ」などという思いである。たまたま意識は保たれているため，起き上がろうとしたり足を動かそうとするので，この時に「あなたは脳出血を起こして〇〇病院にいるんです」とか「左足はマヒしているので足は動かないんですよ」と繰り返し説明することは大切である。これらの言葉は，現実的なことを説明して正しい状況を把握してもらうためのもので，いわば「現実検討」を目的とした治療的介入である。そのため，患者はだんだんと事実を認識してくるのであるが，少し時間が経つと，また「まさか，自分が」という否認機制が戻ってくる。それに対しては，同じように現実検討させるわけである。

そして，次の「現実検討」の段階へは，「否認」の段階と交錯しながら徐々に移行していくことになる。つまり，ある日急に，否認から現実検討に段階的に移行するのではなく，否認と現実検討の間を行ったり来たりしながら，だんだんに現実検討の方向へ量的にも質的にも移行するわけである。だから，「そうですか，私は脳内出血になったんですか」と言った翌日に，「まさか，自分が」と自問しながら，ベッドから降りようとする動作がみられても，なんら不自然ではないことになる。

　いずれにしても，この現実検討がなされた時点から，真の「悲哀の仕事」が始まることになる。ここでは，さまざまな心理・情緒状態や心理的防衛機制が混在してみられる。すなわち，一時的にせよ，失った対象（この場合は左半身の機能ということになる）に対する「執着」が高じると，「ああ，オレも昔はスポーツ選手だったんだ」とか「左手でも字が上手に書けるんだ」という具合に，失った対象への「理想化」が始まる。（もしも，失った対象が親しい人間の場合では，その対象への「同一化」もみられる。この「同一化」は，失った対象のクセや言い方や振る舞いなどに，無意識的に似てきてしまうような機制である）

　一方，なぜ自分だけが，こんなにつらい目に遭わなければいけないんだという「怒り」も現れてくる。たとえば，「自分は毎月，高血圧の治療に通っていたのに，あの医者は本当に正しい治療をしていたんだろうか」と思ったり，「会社の上司が，自分ばかりに仕事を押しつけたために，過労状態になってしまったんだ」と考えたりもする。前医への「怒り」が現在の医師に向けられ，検査にも非協力的であったり，上司への「怒り」が家族に向けられて八つ当たりする場合には，「置き換え（置換）」という防衛機制が働いていると考えることができる。

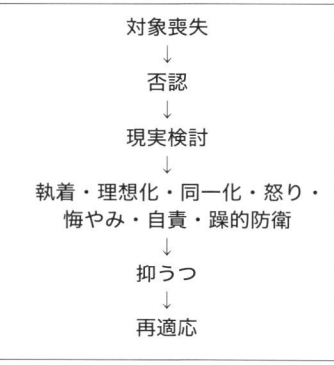

図3-1　対象喪失と悲哀の仕事

そして、相手を責めるばかりではなく、「なぜ、もっと自分自身の健康に留意しなかったんだろう」とか「自分さえもっと気をつけていれば、こんなことにはならなかったんだ」などの「悔やみ」や「自責」がみられるようにもなる。また、その心理的負担が大きすぎると、わがままになったりダダをこねるような言動がみられることもあるが、それは「退行」と言われている。さらには、無理に明るく振る舞おうとしたり、医師・看護スタッフ・家族に対して強がったりする言動もみられる時があり、それは「躁的防衛」と呼ばれている。

しかし、このような心理過程を経ている間にも、どんなに誤魔化そうとしても忘れようとしても、現実的な状況は少しも変化しないし、自分が病気になったことはやはり事実なのだと認識するようになり、少しずつ「抑うつ」という最終的な段階に進んでいく。そして、新しい状況に「再適応」し、この場合では、機能回復を目指してリハビリを積極的行うようになっていくわけである（図3-1）。

2. 危機モデル

「危機（crisis）」とは、極度の不安な状態で、喪失に直面したり、または喪失への脅威に対して、それまでの自分の対処法（コー

ピング，coping) だけでは処理できないような状況を意味している。しかし，患者や家族にとっての「危機」とは，単に重症ということだけでなく，「急激な」という意味合いを含めた使い方のほうが実践的だと思われる。

【症例】
　38歳男性。夜間，自宅近くで横断歩道を渡ろうとしているところを，脇見運転をした乗用車に轢かれ，救急病院に搬送されたところ，両足の大腿骨々折と軽度の血胸があることが判明した。そのため，緊急手術を受けてＩＣＵに入室したところである。

　このような降って沸いたような交通事故は誰にでも起こり得るものであるが，受傷して道路に倒れている間や，救急車が近付いてくる音を聞いている間や，実際に救急車で搬送されている間は，「一体何が起こったんだろう」と全く現実感がないものである。「大丈夫ですか」と通行人や救急隊員に聞かれても，「いや，大丈夫ですよ」とうわの空で答えるものである。そして，救急外来の物々しい雰囲気や医師や看護スタッフの姿や言動により，徐々に「これは，なにか自分に大変なことが起こっているようだ」と感じ始める。医師や看護スタッフからは，いろいろな説明を受けるが，どうやら自分は交通事故に遭って，これから手術を受けることだけはわかってきた。そして，この辺から，再び頭の中が混乱して正確な判断や理解ができなくなってしまう。これが，危機モデルで言うところの「衝撃」とか「ショック」と言われるものである。この状態は，緊急手術が終わって意識が戻り始める頃も，同じようにみられる。つまり，この危機モデルにおける第１段階である「衝撃」とか「ショック」と言われる時期には，不安・混乱・パニック・精神的打撃などがみられるわけである。

> 第1段階:「衝撃」または「ショック」—不安・混乱・パニック・精神的打撃など
> 第2段階:「防御的退行」—否認・現実逃避・無口・無関心・多弁
> 第3段階:「承認」—怒り・悲しみ・合理化・抑うつ
> 第4段階:「適応」

図3-2　危機モデルの諸段階

　そして1〜2日ほど経過すると，患者自身は「まさか自分が事故に遭うなんて」とか「そんな馬鹿な。これは，なにかの間違いなんだ」という「否認」や「現実逃避」がみられる。または，無口になったり，周囲の状況に「無関心」になったり，多弁になったり（これは「躁的防衛」と説明できる）する。このような第2段階は，危機や脅威から自らを守るような言動が観察される時期であり，これは「防御的退行」と呼ばれている。

　しかし，自分の足が動かないことを認めざるを得なくなり，もはや現実はどんなことをしても修正できないことを知るようになり，第3段階である「承認」に至る。これと相前後して「なぜ自分がこんな事故に遭わなければいけないんだ」という「怒り」や，一時的にせよ，自分の身体的な機能が失われたための「深い悲しみ」を体験する。そして，「足の機能は元に戻るんだ」とか「これで死ぬわけではないんだ」と「合理化」することもある。危機モデルで言えば，この後で，第4段階である「適応」に達し，現実的なレベルで最善の方法を取っていくことになる。以上の経過を考えてみると，危機モデルの第1段階は特異的なものであるが，それから先は，前項の「悲哀の仕事」に酷似していることがわかる（図3-2）。

　一方，家族にとっては，患者自身よりも一歩遅れて第1段階を

迎える。この段階で，たとえば「なぜ，うちの人（子）がこんな目に遭わなければいけないんですか」という攻撃的な言動がしばしば見られるが，これはパニック状態のなかでの「興奮」である。そして「否認」や「現実逃避」も一時的に見られるかもしれないが，かなり早い時期に現実を把握するものである。言い換えれば，第2段階の「防御的退行」はほとんど体験されずに，第3段階あるいは第4段階に達してしまうような感じが強い。その理由は，親戚や複数の家族同士で励まし合う，すなわち相互のソーシャル・サポートにより危機を乗り越えていくためと，同時に，患者自身の危機の方がはるかにシビアなために，「今，わたしが頑張らなければ」という機制が強く働くためではないかと考えられる。

3. 悲哀のケア

さて，悲哀の仕事の遂行を援助することは，看護スタッフにとって重要な役割である。ここでは，わかりやすくするために，「死別」という最も大きな対象喪失を例にあげて，それに続く悲哀の仕事の際に，看護スタッフにできる具体的な援助を（表3-2）に示した。

この「死別」に続く悲哀の仕事は，グリーフ・ワーク（grief work）とも言われる（第11章参照）。

表3-2 悲哀のケア

プロセス	死別の悲しみの受容までのプロセス	周囲の者にできる援助
対象喪失・ショックの時期	すぐに強いショック状態を経験しない人もいれば、激しい感情を表現する人もいる。 　感覚が麻痺したように感じられ、現実感を失うこともある。実際、自分の感情が実感できず、涙も出てこないと言う人もいる。 　「目の前が真っ暗になる」、「体中の力が抜ける」といった身体反応は、現実のショックから身を守るための当然の反応である。	本人の傍にいて、そっと暖かく見守る。死去に伴う細かい手続きや、その他の雑用など、本人の代わりにできることがあれば申し出る。 　今、この時点で、重要な決断を下さないように注意する。 　同時に、沈黙を受け入れ、感情表出を強要しないようにする。
防衛的退行の時期	「そんな、バカな。何かの間違いに違いない」、「そんなことはない」といった、〈否認〉や〈現実逃避〉が見られる。 　こうした、否認や現実逃避の気持ちが、実際に外界とのつながりを一時的に遮断させることもある。 　無口になったり、反対に多弁になったり(躁的防衛)する。	感覚が、マヒ状態から醒めることにより、不安や緊張感が意識されるようになる。そのため、それらの不快感を意識化させないために、さまざまな防衛機制を働かせる時期であることを理解し、無理に現実を突きつけようとしないように注意する。 　たとえ、つじつまのあわない内容が語られたとしても、それを聞き直す必要はない。 　ただし、〈行動化〉に伴う事故には十分注意をする。 　むしろこの時期は、睡眠の状態や食欲など、身体状態に留意しながら、見守るようにする。

3. 悲哀の仕事と危機モデル

現実検討・承認の時期	この承認の時期に前後して,あるいは,現実検討の作業に伴って,さまざまな感情が体験される。 まず,病気や事故など,死の原因となったものへの怒り,理不尽な運命への怒り,救命できなかったことへの怒りなどが,八つ当たり的に周囲の者へ向かうことがある(置換)。 さらに,この怒りを出し切ったあとで,涙が止まらなくなったり,意欲が減退したり,あるいは,自分が健康でいることへの自責の念が襲ってくることもある。 また,不眠が強くなり,食欲不振や無気力感などが顕著になる。	この時期に現れる怒りの感情は,その後に予想される悲しみに直面することへの猶予である。したがって,これを非難したり,否定しないようにすることが重要である。また,怒りに伴う八つ当たり的行動を責めないためには,〈置換〉という防衛機制をよく理解するとよい。怒りが否定されると,行き場を失った感情が自己に向かうことがあり,希死念慮へと変化することもあるので注意する。「怒るのは当然である」と受けとめ,本人が孤立しないように配慮する。 さらに,悲しみの感情に対しては,「早く立ち直ろう」とか,「いつまでも悲しんでいないで」といった,安易な励ましはかえって傷つける結果を招く。一人で十分に泣ける時間と場所を提供し,静かに傍に付き添って,感情を共感する。 うつ状態が強い場合には,医師の援助を受けることも必要である。
適応の時期	現実を受け入れ,死を悼む気持ちだけが残る。 ときに,思い出の中で涙を流したり,突然の悲しみに襲われることもあるが,次第に,日常生活は苦痛を伴わなくなり,悲哀感を乗り越えて,新たな方向性へと向かう。	亡くなった方についての話が出た時には,その思い出を共有し,十分に話を傾聴する。 涙を流す場面では,「この辛い中,本当に良くやっている」ことを,サポートすることが効果的である。また,ときに悲しみがこみ上げてくることは,当然の反応であり,それは,亡くなった方の弔いでもあることを伝える。

4. チーム医療

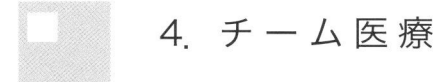

1. チーム医療の必要性

　昨今の医学の専門化や医療の細分化に伴って，チーム医療の必要性がことさら重要視されてきている。たとえばリハビリテーション医療では，医師や看護スタッフの他に，PT（理学療法士），OT（作業療法士），ST（言語療法士），MSW（医療ソーシャルワーカー）などさまざまな職種が同一の患者と接することが多いが，このような時には治療方針の徹底などのために，どうしてもチーム医療の必要性が生じてくるようである。そのために，精神科医が加わったチーム・ミーティングを定期的に行い，互いの情報交換や治療方針の再検討と徹底を図ってきている。このように，昨今の医療状況に合わせてチーム医療の必要性が生じてきているわけであるが，実は看護の領域では，かなり以前からチーム医療の必要性は認識され，むしろ当たり前と思われていた方法である。実際に，看護は毎日申し送りを繰り返しながら実践されており，必然的に複数のメンバーが関わっているので，ごく自然にチーム医療が行われてきたのである。しかし，看護というのは，その申し送りだけでは十分に申し送れないような「言葉のやりとり」の連続であり，その言葉も機械が話しているわけではないので，ある時には，その場その場の成りゆきで進んでいくこともあ

る。しかし，時にある種の精神病理を有している患者の場合，A看護スタッフの言うことと，B看護スタッフの言うことが少しでも異なっていると必要以上に不安になったり，被害妄想的になったりすることもある。また，別の患者は，このようなわずかな差異を逆手にとって，ある看護スタッフ（若く経験も浅く，弱い立場にいる看護スタッフであることが多いが）を責めたり，看護チーム全体の連帯を揺るがそうとすることもある。

　典型的に言えば，境界型人格障害（Borderline personality disorder）の患者は，精神科病棟だけでなくどこの病棟でもみられるものであるが，このような患者によってチーム医療が乱され，情緒的にも苦々しさの残る体験をした看護スタッフも多いと思われる。彼らは，分裂（splitting）という精神病理を有しているので，良い部分と悪い部分の両方を有したトータルの対象として認知できず，「すべて良い」対象と「すべて悪い」対象という具合に分裂して受けとめてしまうのである。そのため，「すべて悪い」対象として認知された看護スタッフは，情緒的にもとても嫌な気持ちにさせられてしまい，あげくの果ては，患者によって「すべて良い」対象として認知された同僚看護スタッフに対して，不必要な感情を抱いてしまうのである。このような時に有効なのは，チーム・ミーティングを行って患者の精神病理を明らかにして，現在チーム内に生じているチグハグな感じを是正することである。これは，チームにとっては「知性化」という心理的防衛機制なのであるが，チーム医療の際にはしばしば有効な手段である。

　また，精神病理のない患者にとっても，ある特殊な状況下ではチーム医療あるいはチーム・ミーティングが特に有益なことが多い。たとえば，正確な告知をしていないがん患者へのアプローチ

の際には，何人かの看護スタッフに別々に患者が誘導尋問的な質問をしてくることが多い。それぞれの返事の微妙な差異から，真実を嗅ぎ取ろうとするからである。この時にも，返事の仕方などの一貫性が求められてくるのである。このように，看護にはもともとチーム医療は当然であったが，ここに来て，改めてその必要性が明らかになってきたのである。

2. チームの構造

さて，人間は集団になると，さまざまな情緒状態になったり，新たに葛藤や対立が起こったりするものである。それらの心の動きそのものが「集団力動」と呼ばれるものである。そして，それらの情緒状態や葛藤などは，すべての集団で同じように生ずるものではなく，その集団のあり方によって変化するものである。看護スタッフチームに限った場合，たとえば手術室内におけるチームのように指示命令系統や役割分担が単純かつ明瞭で，情緒的な影響が入り込む余地がないところでは，別の種類のストレスはあるのかもしれないが，少なくとも集団力動といった面からの配慮は必要ない。しかし，精神科病棟だけでなく，問題患者を抱えた病棟や看護チームでは，さまざまな集団力動が働き，そのことで看護スタッフ自身が不安・抑うつを呈したり，それが患者に投影されて，患者が不安になったり異常言動として顕在化することが多くなってくる。このような集団力動に影響を与えているのが，チーム自体の構造や性質である。これについては以下のような具体例があげられる。

①チーム全体が持っている機能や役割が，どれだけ明確に認識されているか？

②チーム内の，個々のメンバーの役割が，各人にどれだけ明確に認識されているか？
③指示命令系統がどのようになっているのか？　たとえば，トップダウンで命令が下ってくるだけなのか，それともメンバーからの自主的な意見が反映されるのか，など。
④チームとしての意志決定がどのようになっているのか？　たとえば，ある特定の個人の意見で決まってしまうのか，それとも，ミーティングで民主的に決まっていくのか，など。
⑤看護チームに加わる外力の強さはどうなっているのか？　たとえば，婦長や看護部長や総婦長，さらには病院長との関係や彼らからの外力など。

　このようなチームの構造が明確であればあるほど，不合理な精神力動が発生する余地は少なくなるが，反対に，これらが明確でないとチームは本来の課題である「看護」の追求と言うよりも，不合理な不安や葛藤に巻き込まれてしまうことになる。

3. がん医療におけるチーム医療

　医療が細分化してくると，患者を臓器単位で診ていったり，検査データだけで対応したりするなど，患者をひとりの人間としてとらえ，全体的・統合的に接していくことが難しくなるときもある。そこでチーム医療が必要になってくることはすでに述べた。そして，チームの構造によって，不合理な感情や葛藤がチームメンバー間で発生する可能性があることも述べた。ここでは，いくつかのモデルを示しながらこの点についてさらに考えてみたい。
　通常の医療チーム（図4-1中A）は主治医・看護スタッフ・その他の医療スタッフから構成される。問題患者の場合や，治療方

針の決定が困難な場合や，主治医スタッフ看護婦の言う言葉に矛盾が生じ患者が不安になる場合や，多くの職種が関与する臨床の場などでは，この医療チームという概念が意識化されることが多い。具体的には，少し時間をとってカンファレンス（精神科が入る場合に最近ではリエゾン・カンファレンスと呼ぶことが多くなっている）を開くこともある。しかし，多くの場合，主治医が自主的にチームという概念を提案することは少ないので，看護スタッフが提案しなければならなくなる。しかし，いずれにしてもこのようなシンプルなモデルが従来言われていた医療チームなのである。

　そのようなチームの構造が明確，すなわちチームや個人の役割や目的が明確になっていればいるほど，看護スタッフをはじめとしたチーム・メンバーのなかには不合理な感情が生じにくいのである。そして，それをより明確にしていく手段として，リエゾン・カンファレンスなどが使われるのである。一方，がんなどの重篤な疾患の看護も，一見すると明確な構造を持っているようでいて，たとえば病名告知をめぐる医療者内の葛藤やターミナルケアにおける個人の価値観が反映されやすい看護場面では，チームの構造が曖昧になりやすく，チーム内にさまざまな感情や不合理な情緒状態が生じやすくなってくるのである。その結果として，医療チームの形態も微妙に変わってくることになる。以下にいくつかのモデルで示しながら医療チームの変化を説明する。

　たとえば，患者本人には病名を正確に告知できないような悪性疾患の場合，家族だけを呼んで正しい病名を告知して，患者には内緒にしておくという事態がわが国では依然として多い。このような時には，家族も本人に悟られまいとして，とぼけるような態度になったり，話題をそらせてしまうことがある。一方，患者は，

4. チーム医療　33

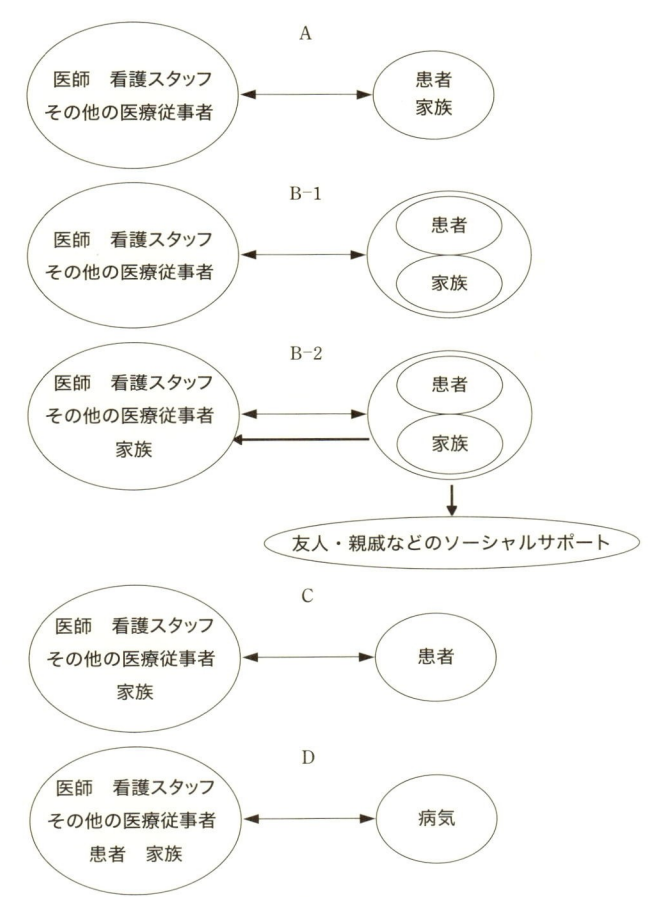

図 4-1　医療チームの形態

A：　医療従事者が結束して患者・家族同盟と対峙している
B-1：医療従事者が家族だけに真実を告げて患者と家族が分裂する
B-2：家族は医療チーム，あるいはソーシャルサポートを受けられる方向へ動き始める
C：　医療従事者が家族だけをチームに入れ，患者だけが孤立している
D：　医療従事者が患者・家族とチームになり，一緒に病気に向かっている

家族や看護スタッフに対して、正確な病名を引き出すような誘導尋問を巧みにしかけてくる。つまり、家族だけに病名を告知するというスタイルでは、主治医だけはストレスを回避できるが、看護スタッフ・患者・家族はそれぞれ新しいストレス状況に追いやられるのである。つまり、すでに医療チーム内には亀裂が生まれ、遅かれ早かれ不合理な情緒状態にも発展していくことになる（図中 B-1）。

一方、家族は患者に見破られないような状況に疲れてくると、患者に面会する回数が減じ、その時間も短くなってくる。そして結果的には、患者・家族チームが分裂していくことになるのである。

そして、このような状況が続くと、ある家族は病院あるいは患者から遠ざかってしまうが、ある家族は医療者サイドに近づいてくることもある。つまり患者本人に秘密を持っていることに耐えられなくなった場合、医療者側に一体感を求めるという、家族にとっての心理的防衛機制がみられることになる。具体的には主治医との面会を求めたりもするが、多くの場合、病棟の婦長や主任と話し込む機会が多くなることでわかる。さらに、家族は自らのストレスを緩和するために、友人や親戚と会って話を聞いてもらう機会を多く持つようになり、情緒的にはもはや患者のほうを振り返ることもできなくなってしまう（図中 B-2）。結果的には、このような状況が続くと、患者だけが孤立することになってしまうのである（図中 C）。

医療チームという考え方は、医療者サイドの連携が基本である。しかし、ここでは敢えて、この医療チームという概念は、医療者と患者・家族のすべてを包含したものでなければならないことを提言したい。病名の告知やインフォームド・コンセントの風

潮が進んでくると，医療者が患者や家族に対して秘密を持つことは少なくなるし，そのことによるメリットは多くはないはずである。否，デメリットだけが目立ってきてしまうことになる。そのような時には，すべての構成メンバーを包含した全体チームが，一緒になって病気に立ち向かうといったモデル（図中 D）が必ず必要になってくると思う。これこそが，これからの医療チームのモデルになっていくと思われる。

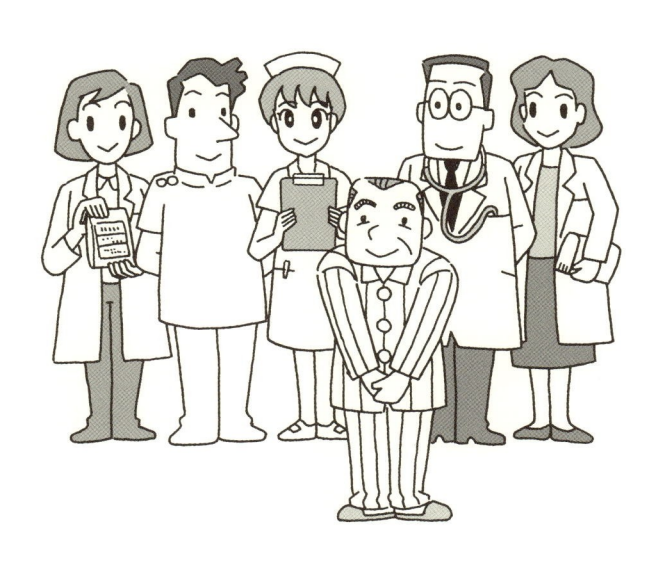

サイドメモ

神 経 症

　神経症とは,「なんらかの心理的原因（心的ストレス）によって, 内的葛藤の処理が困難となったときに引き起こされる精神身体症状群」と定義される。

　ところで, フロイトは, 神経症の基礎的中心的現象として,「不安」を位置づけた。そこで, 神経症を理解するためには, その基礎にある「不安」について理解することが必要となる。不安とは「漠然として未分化な恐れの感情（笠原 嘉 1975）」である。

　基本的に, 不安は, 人が内外から受ける欲求不満や心的葛藤によって, 心の内部に不均衡状態が生じたときに, その危険信号として起こってくる。換言すれば, 不安は, 人が適応的行動の必要性を意識したときに起こる感情である。

　しかし, 常にこれらの欲求不満や葛藤が首尾よく解決され, 適応に成功するとは限らない。このような, 適応行動に失敗した場面では, さらに強い神経症的不安が喚起されるため, 今度は, 無意識のうちにこの不安を回避しようとする心の働きが起こってくる。この働きが, 心理的防衛機制と呼ばれているものである。

　ところで,「適応」には, ふたつの方向性がある。そのひとつは, 外界の環境を変化させることによる適応であり, もうひとつは, 内界の環境を変化させることで得られる適応である。つまり, 先に見てきた心理的防衛機制は, 換言すれば, 自己の内界を変化させる適応機能となる。そこで, これらの

防衛機制が、その人にとって、あるいは、外的環境に対してどれだけ適応的な防衛機制として働いているのか不適応的なのかを評価する必要がある。

防衛機制が硬化するほど、合理的な適応的行動を起こすことは困難となり、行動の柔軟さが損なわれ、冷静に現実を把握していく力が低下していく。また、不安を意識下にとどめようとする防衛機制も、常に、内的適応を保証してくれるとは限らず、防衛が弱化すると、不安が意識される場面が経験されるようになる。そしてついには、神経症的症状を形成することでしか、不安を回避できなくなり、不合理な方法で内的適応を図ろうとする。当然それらの行動は、適応的行動とは言い難いものとなる。

基本的に現実を検討する能力（現実検討 reality testing：主観的な認識と、客観的な現実との一致・不一致を検討する機能）は安定しているが、防衛が硬化しあるいは弱化し、さらに不適応的となった状態で、神経症的な症状が現れてくる。

つまり、神経症的不安が喚起される状況では、防衛が過剰となり、柔軟さが欠け、結果として適応的対処が困難となる。そして、さまざまな神経症状が現れてくるのである。

神経症は従来は以下のように分類されてきた。
①不安神経症：神経症的不安が、そのままの形で現れたもの。
②恐怖症：神経症的不安が、何らかの対象や状況に置き換えられたもの。
③心気症：神経症的不安が、身体状況に置き換えられたもの。
④抑うつ神経症：神経症的不安を罪悪感や自己否定によって

軽減しようとする状態。
⑤強迫神経症：神経症的不安を固執的・反復的な行動や思考によって軽減しようとする状態。
⑥転換（ヒステリー）症状：神経症的不安を身体的機能に無意識的に転換（すり替える）することで軽減しようとする状態。

　先に述べたように，本来「不安」は，内外の危険に対する危険信号であり，それを感じることで，現在の不適応状態や葛藤が意識され，さらなる適応的行動を発動させるきっかけとなる。しかし，神経症的不安状態では，不安感のみが増幅し，すでに建設的な適応行動を起こすことができなくなっているのである。

　患者の中にしばしば観察される神経症的傾向について，いくつかの事例検討の中で考察してみる。

> 事例検討①

〜演技的で,感情的で,気まぐれな反応〜

【症例1】52歳の女性患者

　咳と息苦しさを訴えて内科外来を受診。X線所見上,間質影の増強が確認され,さらにその後の病理検査から間質性肺炎と診断され,直ちにプレドニン60㎎／日が開始された。

　患者は入院直後より,夜間から深夜にかけて頻繁にナースコールを押し続け,看護スタッフを長時間捕まえては,身の上話を続けた。そして,これまで,いかに自分が辛い人生を送ってきたか,さらに,「この病気は死ぬこともあるって言われたのよ」などと,悲劇的な状況を涙ながらに訴えた。

　依存は,薬の管理にまでおよび,すべての薬は看護スタッフの管理になった。ときに,「私はこんなに辛いのに,A看護婦さんはその辛さをわかってくれないのよ。B看護婦さんだけは,ずっと私の味方でいてね」と言って涙を流したかと思うと,同じ内容がAスタッフにも訴えられた。

　この患者の言動は,入院直後,つまりプレドニン服薬開始以前からあり,まず,ステロイド投与に起因した精神症状は否定される。

　一方,患者には,明らかに病気への強い恐怖感があり,それが,呼吸苦によってさらに増幅された状況が推測される。つまり患者の言動は,こうした状況に反応した抑うつの感情が,解離(ヒステリー)症状として表現されている状態と評価される。

　さまざまな出来事への反応が演技的で,感情を激しく表現

する傾向をもつ人がいる。彼らは自分に注意を引きつけようと，医療スタッフを感情的に巻き込もうとする。対人関係は深まらず，自己中心的，あるいは依存的で，他者を思い通りに操作しようとする。このような言動で，医療スタッフを困惑させるような反応を示す患者は珍しくないであろう。彼らの多くは，不安が喚起されたとき，他人に対して操作的・依存的となり，自己中心的な反応を示すことで，不安を緩和しようとする。なぜ執拗に自己アピールをするかと言えば，自己の存在を常に他者から肯定的に評価されていなければ，心の内にある不安が意識化されて，ますます不安が喚起されるからである。

多くの場合，自分にとっての悪い出来事は，すべて他人のせいと決めつけ，自分の要求が通らないとプイッとして，とりつく島がないか，猛烈な攻撃をしかけてくる。また，訴えが漠然として，なかなか話の要点がつかめなかったり，相手によって言うことが違っていたりすることもしばしばである。あるいは，訴えが過剰にドラマチックになる。彼らは，自分が悲劇の主人公となることで，周囲から，より多くの援助を受けようとするのである。

しかし，彼らの心情に同情しすぎ（巻き込まれて），彼らの依存をすべて引き受けようとすることは禁忌である。彼らの不安は，止めどもないものであり，こちらの反応に，さらなる援助を望んでくる。

こうしたタイプの患者に対しては，一定の心理的距離を保ち，「問題への対処方法を自分自身で考える」姿勢が保てるよう援助していくことがポイントとなる。たとえば，「あなた

は，今どうなったらよいと思いますか？」，「そのために，今，あなたにできることは何でしょうか？」と言ってみることもひとつの方法であろう。また問題解決のための方法を，彼ら自身で考えられるように援助していくことは，彼らの潜在的な不安や抑うつ感を緩和させることにもなるのである。

　この時，話をする時刻と時間を設定するなど，一定のルールを作ることもまた，患者を安定させるための有用な技術となる。その場合でも「私たちは，あなたの今の状態をみて毎日話を聴くことの必要性を感じます。しかし，あなたの不安を緩和させるためには，一定の時間を決めて話を聴いていく必要があるでしょう」というように，話は治療の一環であることを明示することも大切である。これは，実際の面接を時間内で終了させることを可能にするだけでなく，ルールを守ることの大切さを伝えると同時に，患者にとって必要な規則的生活リズムを確保することにもなるからである。

事例検討②

〜情緒不安定で，孤独への耐性を欠いた反応〜

【症例2】49歳の女性患者

　患者は，急性貧血状態で緊急入院となった直後に，こぶし大の子宮筋腫が発見された。患者の母親が子宮がんで亡くなっていること，すでに出産への希望はないことから，単純子宮全摘手術が施行された。術後の経過は良好であったが，それとは反対に，時間が経つにつれてイライラ感を募らせていった。そして，医療スタッフの言動・行動のひとつひとつに文句をつけては，大声で怒鳴るようになった。

　入院当初，ある看護スタッフは，この患者から大きな信頼を受けており，「あなたのような看護婦さんに巡り会えた私は本当に幸せ」であると言われ，その言葉に気をよくした看護スタッフもまた，親身なケアを提供した。そうした経緯から，この看護スタッフは，現在の患者の状態にもなんとか力になれないかと，毎日患者の部屋を訪れた。しかし，患者は突然「あんたみたいに失礼な人は見たことがないよ！　よくそれで患者の世話なんてできるね！」と怒鳴り始めた。さらに患者は，自分は看護スタッフによってひどく傷つけられ，精神的にダメージを受けていると訴えるようになった。

　次第にスタッフは，患者への対応に過敏になり，声をかける機会も少なくなっていった。しかし，患者はそんなスタッフに対して，「私はあんたたちのために，注意してやっているんだから，あんたが悪いと感じれば許してやるよ」，あるいは「私の気持ちなんてちっともわかってくれないじゃないか」と言って，からみ続けた。

この患者は，突然の手術と身体器官の一部を喪失したことへの不安・抑うつ，そのための焦燥状態にあることが推測される。

　このように，神経症的不安が喚起された場面で，情緒が不安定となり，変調しやすく，さらに，ひとりでいることに耐え難い苦痛を訴える患者がいる。こうした患者の多くは，対人関係も安定せず，熱烈で，極めて強い愛情を示したかと思うと，突然，相手を否定し，過小評価を下す。もちろん，これらはいずれも自らの心のなかで起こった出来事であるにもかかわらず，それによって（相手に失望させられた）自己が傷つけられたと主張し，他者に敵意を露わにする傾向がある。

　また，彼らの行動は，前後の見境なく起こり，考える前に遂行されるため，のちの反省材料としての価値に乏しいのも常である。そのため，同様の行動は，何度もくり返される。あるいは，スタッフの言葉の揚げ足をとり，ことごとく文句を言ってくることもある。

　スタッフにとって，こうした患者には近づきにくく，腫れ物扱いになりやすい。また，感情的に巻き込まれた若いスタッフは，自分個人を非難されたように感じ，落ち込んで涙を流すこともある。あるいは反対に，一緒になって大声でバトルを始めてしまうスタッフも見かける。そして，こうした反応を示す患者に対しては，反射的に「遠ざけたい」という気持ちが働くこともまた事実である。患者の言動に揺さぶられてイライラし，ときに語気が強くなったり，患者の方向に視線が向かわなかったりしたことはないだろうか。あるいは，彼らが話す内容を予測して，彼らが話し出す前から弁解

をしているような場面はないだろうか。かつて，同じような患者に遭遇し，苦い経験をした記憶が，フラッシュバックされてくるのだろうか。

いずれの理由があるにせよ，医療スタッフの「遠ざけたい」気持ちや，その気持ちに裏づけられた行動や言動は，さらに患者の不安や緊張を助長することになる。

こうした反応を示す患者に対しては，一度じっくり膝をつき合わせて話を聴く時間をもつことがポイントとなる。スタッフが距離をとろうとすればするほど，患者の不安や抑うつ感は強くなり，一層，イライラ感を募らせることはすでに述べた通りである。そのため，スタッフが正面から向き合うことで，患者の不安や抑うつ感は大きく緩和されるのである。要するに，意識的に患者の不満を聴こうとすることは，精神症状緩和のためのひとつの技術となるのである。

患者のイライラの背景に，抑うつや焦燥感があることを理解できたなら，彼らが，意外にも友好的な患者であることに気づくはずである。じっくり話を聴くといっても，その約束を取り付けるまでには困難が予想されるであろう。しかし，「今日は，まず良好な関係作りのための時間を用意しよう」という日が決まったなら，前もって患者にそのことを伝えておくとよい。そして「私たち看護スタッフは，十分な看護を提供するために，患者さんの体の状態だけでなく，心の状態について知っていたいと思います。一度そのためのお時間をいただけないでしょうか」と，謙虚に，かつ，プロ意識をもって患者に依頼してみる。あれこれひねった方法より，ありのままの気持ちを単刀直入に伝えることのほうが良い結果を生

むことが多い。なぜなら，こうした患者とスタッフの間で感情のこじれを生じさせている原因は，互いが互いの気持ちを必要以上に詮索して行動しているところにあるからである。

　そして最後に，「今まで私たちは，○○さんの辛い状況が十分理解できていなかったようです。すみませんでした。しかし，今日，お話を伺えたことで，少しだけ理解できたように感じます。ありがとうございました。今後は，そうした状況にわずかでも援助できるような看護を考えていきたいと思います」と伝える。結論を急がず，次の面接につなげる形で一旦は終了することでよい。喪失感のような心の問題に対しても，チームで受け入れていこうとする姿勢があることが伝わることもまた，患者の不安感や抑うつ感を和らげるものである。

事例検討③

〜不安で臆病な反応〜

【症例3】55歳の男性患者

　深夜，突然心臓の痛みを訴え，救急外来を受診。心電図検査にて，前胸部誘導にST上昇を認め心筋梗塞と診断され，直ちに治療が施行された。

　その後，身体状態は順調に回復の方向に向かっていった。しかし，この身体の安定に反して，患者は強い不安感を訴えるようになった。そして，看護スタッフが病室を訪れるたびに，「この薬を飲んでいれば2度と発作は起こらないですよね」と，何度も質問をするようになった。毎回，同じように説明するが，話の最後にはまた「大丈夫ですよね」とその保証を求めてきた。さらに，患者のほうから看護スタッフを呼び出すようにもなり，そこでも，ひたすら「大丈夫ですよね」と確認がくり返された。

　この患者は，病気とは無縁であると思いながら過ごしていた日常で起こった突然の発作に動揺し，また，これまで治療を勧められながらも放置していたことへの後悔から，不安と抑うつの状態が増幅し，強迫症状を呈していると評価される。さらに，問診していくと，「死」あるいは「心臓停止」といった否定的な考え（言葉）が頭に浮かんで，それらの不安から逃れるために，くり返し保証を求めていることが明らかになるであろう。

　こうした患者は，些細なことにも不安を示し，特に，人から拒絶されることに過敏に反応する。完全主義的で，発想の柔軟さに欠けるため，自分のやり方を頑固に通そうとする

が，肝心なことは決断できない。それに，環境の変化に適応することへの困難さを示す傾向もある。

このように，不安や抑うつ状態が喚起された場面で，強迫的に何度も同じ質問，あるいは確認を求める患者に対しては，彼らの質問に的確に，そしてきっぱりと答えることがポイントになる。この例のように，「私の病気は必ず治りますよね」と確認してくる患者は，決して少なくない。「大丈夫です」と答えるのは簡単ではあるが，恐らく患者は納得しないか，あるいは，ほとんど聞いてはいないであろう。

こうした場面ではまず，彼らがなぜ強迫的な確認をくり返すのかというところに焦点を当てることが必要である。そして彼らの多くが，心の中に不安や抑うつの感情を抱えていることに気づいたならば，「今あなたは，ご自分の病気がこのまま良くならないのではないかと，不安な気持ちでいるのですね」と対応することができるようになる。多くの患者は，自分の中にある不安感を言語化できないでいる。感情を言葉にすることは，不安を緩和させるための有効なスキルでもある。

一方，強迫症状があまりにも強くなり，日常生活に支障をきたすような場合，たとえば，何か事故が起こるのではないかとの過剰な心配が頭にこびりついて，服薬が全くできないか，強い抵抗を示す場合などでは，専門医（この場合は精神科医）による治療を考えることも必要である。

しかし多くの場合は，持続的かつ規則的に患者に対して関心をもち，現在の患者の状況や感情をわかりやすく説明したり代弁していくことで，患者は自らの力で不安を緩和させていくものである。

5. 心気的な患者へのアプローチ

　心気とは，自らの健康に関して過度の関心がある状態のことである。精神症状として使うときには心気といい，疾患として使うならば心気症という。しかし，一般病棟の看護スタッフが使う場合には，ある患者が病気や症状についての些細な変化などに過敏になっている場合や，訴えがしばしば変わってしまうような不定愁訴の場合などが多く，この場合には「心気的」という表現が最も正しい。そこで，本章では，心気や不定愁訴についての知識を整理して，そのような心気的な患者へのアプローチについて述べる。

1. 不定愁訴症候群とは

　「不定愁訴」あるいは「不定愁訴症候群」という用語は，患者の訴える愁訴が多彩で，それでいてその自覚症状を説明する器質的病変が見つからないような意味として使われている。これらは，どちらかと言えばネガティブな意味合いで使われることが多く，医療者のフラストレーションを反映しているような用語といった印象も拭いきれない。

　「不定愁訴症候群」とはビタミン B_1 と脚気の研究に従事していた阿部により提唱された概念である[1]。彼によれば，戦後まもな

くの内科外来には，全身倦怠感・易疲労感・下肢倦怠感・動悸・息切れ・手足のしびれ・胃部膨満感・などの訴えを有した患者が多かったという。しかし，彼らの多彩な症状はビタミン B_1 の投与によっても軽快しないため，「脚気に似て非なるもの」という意味で「脚気様状態」と呼ばれていた。その後，この用語は紛らわしいという理由と，これより前に脚気様の愁訴，すなわち漠然とした愁訴でこれに見合う器質的疾患のないものを「不定愁訴」と呼んでいた理由から，「脚気様状態」の代わりに「不定愁訴症候群」という用語を提唱したようである。その後，メコリール試験などによる自律神経失調の有無と心理的要因の関与の有無などを解析することにより，(1) 神経症型，(2) 心身症型，(3) 本態性自律神経失調症型，に大別されたのである。さらに，筒井は仮面うつ病の研究の流れの中で，不定愁訴患者の中には軽症うつ病（仮面うつ病）の患者も含まれていることを明らかにし，第4の型として (4) 抑うつ症型も加えた[1]。

2. 精神科的なとらえ方

不定愁訴症候群とは病態であり，それはあくまでも暫定的診断としての意義を持っているにすぎないと考えられる。したがって，その病態が何に基づくものなのかを慎重に見極めていかなければならないことになる。なぜならば，その基盤をなすそれぞれの病態によって，治療方法が異なってくるからである。不定愁訴症候群といった場合，既知の身体疾患はすべて否定されていなければならないが，そのようなプロセスを経て残った不定愁訴症候群についての，精神科的なとらえ方について述べる。

不定愁訴症候群はすべて精神科診断カテゴリーに分類できるの

であるが，従来の慣例的な分類で言えば，まず「神経症」が考えられる。不定愁訴症候群を呈する神経症圏の病態としては，不安神経症・心気症・恐怖症（疾病恐怖）・神経衰弱・あるいは身体症状にこだわりの強い強迫神経症などがある。さらに転換ヒステリーもここに含まれるだろうが，このうち最も重要なものは「心気症（ヒポコンドリー）」である。心気とは，自己の健康状態に関して過度の関心やとらわれをもち，その結果として重大な疾患に罹っているのではないかと常に恐れ不安になっている心理状態である。心気は精神病レベルから神経症レベルまでさまざまな病態レベルでみられ，心気神経症（あるいは心気症）はこのうちの神経症レベルの疾患である。

　2番目には「うつ病」があげられる。特に，抑うつが軽度で身体症状が前景となる場合は「仮面うつ病」と言われ，不定愁訴症候群や自律神経矢調症の研究の流れの中でひろく知られるようになった疾患である。それ以外にも，内因性うつ病・反応性うつ病・退行期うつ病（更年期になり初発するうつ病で，抑うつが軽度なわりに身体的な訴えが多く，不定愁訴症候群と診断される可能性が高い疾患である）など，さまざまなうつ病がここには含まれている。

　3番目には，精神病の範疇のものがあげられる。不定愁訴や心気症が精神分裂病の初期症状であったり，一症状であったりすることは稀ではない。また，妄想（妄想型分裂病・精神病性うつ病など）やセネストパチー（奇妙で執拗な体感異常や体感幻覚がある疾患や症状のこと）であったりすることも稀ではない。

　4番目には，痴呆あるいは老年期精神障害や器質性精神障害の際にも，特にその初発症状としてしばしばみられるし，人格障害が背景にあることも少なくない。また，意図的・非意図的に器質

疾患の裏付けのない身体症状を訴える場合もあり，その際には詐病とかミュンヒハウゼン症候群と呼ばれる。

3. 心気的な患者への対応

不定愁訴は，力動的に言えば，不安の表現型であり，情緒的・感情的な表現が障害された場合に表れるものである。そのため，アプローチの基本は，まずは患者の感情や情緒を受けとめるような構造づくりから始める。はじめは，患者は身体的な愁訴しか表さないが，感情を意識的に抑制しているのではなく，本人にも身体的愁訴と不安が連結していないのである。だから，ともかくも身体的愁訴をよく聞いてあげることが必要で，身体疾患が否定されていることを断定するかのような説得はしてはいけない。また1回で聞く時間は制限すべきで，具体的に言えば，10分程度のほうが患者も退行しないし，看護スタッフもネガティブな反応を起こさないで済む。

第2段階では，「体のことばかりなんですね」という明確化をしていく必要がある。患者との距離が近づき，信頼感が得られたと思ったら，「体の健康のことだけではなく，家族のことや将来のことについて心配はないんでしょうか？」と聞いていく。力動的アプローチの根底にあるものは，身体症状の軽快を目指すのではなく，身体症状と長くつき合っていかなければならないというコーピング・スタイルを学習させていくことにある。

そして，次の段階は，可能ならば，精神科医との連携による治療にもっていくことである。前述したように，うつ病その他の重大な精神疾患が隠されている可能性があるので，その診断がまず必要だからである。精神科依頼の際には，まず，入院患者に対し

ては,あくまでも精神科医の診察の同意をとらなければならない。あらかじめ同意をとっておかないと,自己紹介したときにあからさまに嫌悪感を示すか,問診に答えてくれないことが多いからである。その際,「あなたの精神的な症状については専門家である精神科医が診察してくれる。万が一,薬物療法が必要ならアドバイスを受けながら,ここの科の先生が処方できるし,治療チームに加わってくれるかもしれない。いかがですか?」という意味のことを言うと同意が得られやすい。このような説明をした場合,精神科受診に抵抗を示したのは,人格障害を伴ったアルコール依存と,まったく病識のない精神病だけだったという調査結果もある。患者は,要は「自分の症状のメカニズムが明らかになったり,改善すればいい」ようなのである。

　次に,外来患者の場合であるが,身体疾患のためにすでに通院中の患者に,うつ病や神経症を疑わせる症状が新たに生じた場合には,精神科依頼をするのは比較的容易である。患者は主治医から「見捨てられた体験」はしないで済むし,主治医にとっても「自分の患者」という意識があるから,精神科依頼に際しても躊躇する感じが少ないようである。しかし,一般臨床の外来から精神科に依頼する場合,問題になるのは,まだ1,2回しか受診してきていない患者で,自覚症状を説明できる器質的所見が見つからないというケースである。この中には,身体症状が前面に出ている「仮面うつ病」などの場合も少なくないが,残りの「心気症」の場合が問題になるのである。このような患者は,器質的な所見を見つけ出してくれる医師を求めて,転々と病院を替える「ドクター・ショッピング」を呈するなど,医師との良好な関係などは樹立できないことが多い。しかし,このような患者が一般臨床科を受診することは,実際には非常に多いのである。では,このような患

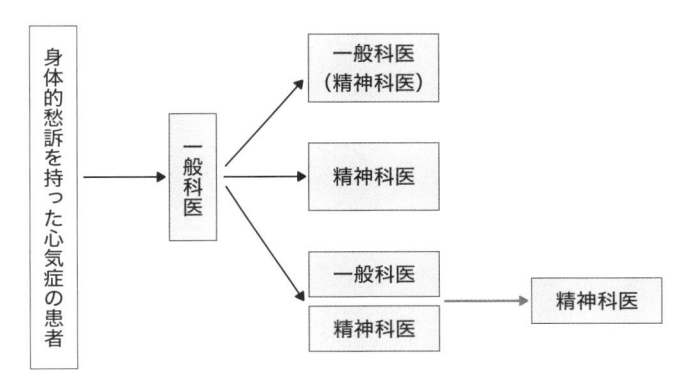

図 5-1　心気症の治療モデル

者への対応では，どのような工夫が必要なのか，看護からは少し離れてしまうが，3つの治療モデルを示しながら考えてみたい（図 5-1）。

　まず，患者は一般科医に身体の病気を見つけてもらい，それを治療してもらいに来ているわけだから，あくまでも一般科医のもとで治療をするモデルである。この場合には，精神科医が（実際に患者に会う会わないは別にして）アドバイスしたほうがよいことが多い。「何も病気は見つかりませんでした」という1回だけの説明で満足する患者は心気症ではなく，正常である。しかし心気症でも，非常に短い期間だけ納得することがあるので，やはりていねいに説明することは大切である（一般科医は，このような患者への説明に，勤務時間の10数％を使っているという報告もあるくらいである）。しかし，この納得は，日常生活上のわずかなストレスが加わっただけで，再び不安に変わり，患者は身体症状を訴え，検査を希望するのである。このような患者に対して希望通

り単純に応じていると，いわゆる「医療費の無駄遣い」になるし，実際問題としても，同じ検査を短期間の間に繰り返すのは保険診療上無理なことがある。そんな時には，保険が使えないことを説明して，自費でも希望するのかを確かめることは，心気症の病態の程度を知るうえでも役に立つ場合がある。軽症ならば，1カ月後か2カ月後に，という医師の提案を受け入れる可能性が高いが，重症ならば，自費でも検査を希望するか，ドクター・ショッピングに移行してしまうだろう。そして，このような第1のモデルを通して，患者は多少の自覚症状があっても不安にならないような保証を獲得していくことになる。心気症の治療は，重篤な疾患がないことを医師も患者も時々確認しながら，症状とうまくつき合っていく方法を考えてあげることだからである。

　第2のモデルは，精神科だけで治療をするものである。しかし，心気症らしいという診断をすることは容易であるが，患者の身体症状を「すべて気のせい」と医師が決めてしまうことは，ある時には危険である。現在の診断技術では確認できない病変もあるからであり，精神科医が全面的に治療していく際にも，一定の期間をおいて再検査することは大切である。また，治療関係樹立のためには，精神科受診に関するアンビバレンス（両価性）についても話題にしていかなければならない。しかし，このモデルの場合，一番の問題は精神科医への紹介の仕方であり，その際には，次の第3のモデルが使える。

　この第3のモデルでは，患者は一般科と精神科の両方に通うわけである。身体的な精査を随時繰り返す一方で，身体的な訴えと精神状態・日常的なストレス・性格やコーピングとの関係などについて内省を促していくのである。このモデルは，一般科から精神科へ治療の主体が移っていく際の移行モデルとしても一時的に

使うことができる。その場合には，一般科医は「あなたの症状を説明できる決定的な病変は今の時点では見つからなかった。引き続き，当科でもフォローしていくが，精神科でも一緒に診ていくことが必要だと思う」という説明によって，患者の同意を得ることになるが，患者にとっては「見捨てられる」わけではないので同意しやすいのである。また，一般科医にとっても，精神科に紹介しやすいだろうし，器質的病変の有無については引き続き精査できるので安心でもあろう。このモデルは，第2のモデルへの移行期に使うこともできるし，長期間の治療モデルにもなり得る。

【文献】
1) 保坂　隆，立山万里：不定愁訴症候群のとらえ方．理学療法 11（3）165-170，1994．

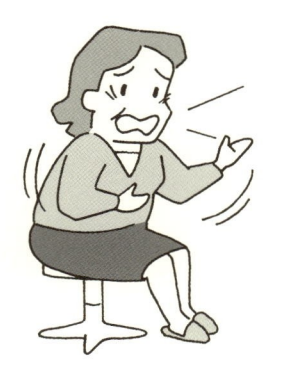

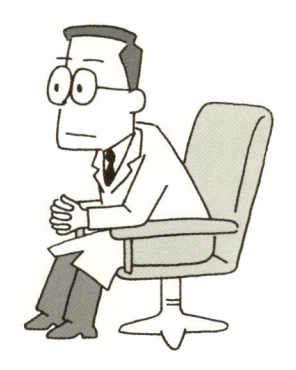

サイドメモ

受 診 援 助

　「自分の鼻がくさい」と，耳鼻科を受診してきた19歳の男性がいた。耳鼻科的検査では，異常所見はみられなかった。
　症状はすでに，中学2年生の頃よりあり，鼻の臭いのため，周囲の人から「くさい」という目で見られていると言う。家族も例外ではなく，臭いがわかっていながら，あえて言ってこないだけだと確信している。
　これまで，何カ所もの耳鼻科や口腔外科を受診してみたが，いずれも「問題ない」という説明を受けたと不満そうに言う。
　耳鼻科医は，「現時点では治療の必要が全くない」と説明するが，「そんなはずはない」とくり返すばかりである。

　現実にはない症状を頑なに信じ，周囲の説明を聞き入れようとしないといった症状が現れる病気には，いくつかの精神疾患が考えられる。また，ここでは，耳鼻科を受診したケースを例にあげたが，似たような症状を訴えて，皮膚科や眼科，さらにその他の一般科を受診する患者は，決して少なくない。いずれにしても，早期に専門家の確定診断と治療が必要であることは言うまでもない。
　精神科以外のスタッフにとって，これらの病気の確定診断や治療が困難であったとしても，そこに少しでも精神科受診の必要性を感じた場合，受診援助は重要な仕事となるであろう。
　しかし，彼らのほとんどは，その症状が身体疾患によるものであると確信しているため，どんなに「ちがう」と否定し

ても，さらなる身体的検査を希望するであろう。ときに，医師や看護スタッフの熱意から，診察室が言い争いの場に変わってしまうことすらある。

そうした彼らに，専門的治療を受けさせるためには，援助のためのコミュニケーション・スキルが必要となる。まず，現在の症状のために，彼らが日常生活上で実害を感じている部分に注目することがポイントとなる。この時，「気のせい」，「考え過ぎ」という言葉は禁句である。なぜならば，彼らにとってはすべてが事実であり，また，思い過ごしではないからである。具体的にはまず，「ずいぶんと長い期間，つらい症状を抱えて，ひとりでがんばってきたんですね」と，今の症状が患者にとって事実であることを認め，さらに，これまでの苦痛をねぎらう。

次に，症状による彼らの疲弊レベルを評価する。彼らの多くは，症状により周囲から嫌な目で見られている，あるいは，避けられていると言うであろう。そのため，自由な行動が妨げられていることも少なくない。また，一日中，過緊張状態にあるため，身体的にもかなり疲れを感じているものである。そして，「それほどまでにあなたを苦しめてきた臭いですから，その治療を最優先させたいと思うのは当然のことでしょう。しかし，もうひとつ今のあなたには，明らかな症状があるように思います。それは，臭いが気になることで，必要以上に過敏になっているということです。そして，そのために，あなたはすでに，とても疲れ果てているように思えるのです。今はまず，その過敏さを和らげ，疲労を回復させることを考えませんか。それらの治療を専門にしているのは，

精神科の先生になります。私は，それらの専門の先生方と一緒に，あなたの症状を診ていきたいと思うのですが，いかがでしょうか？」と伝え，過敏さの治療を勧めてみるのである。

　要するに，患者の立場に立って，今，患者が困っていることを評価する。なぜならば，多くの人は，何らかの症状で困らなければ医療にかかろうなどとは思わないからである。腹痛，頭痛などがあって内科に行き，また，歯の痛みに困って歯医者に行くように，彼らも，精神症状による苦痛を意識しなければ，精神科を受診しようなどとは思わないであろう。

　ここでは，①鼻の臭い，②外出時の緊張・過敏さ，③疲労などは，明らかに彼らが苦痛を実感している症状である。そして，これらの症状の緩和は，精神科医療の対象となる。これらのことを，患者にわかりやすく説明していくのである。

　この時点でも，まだ，彼らの身体疾患への確信は強いものと思われるが，まずは専門の医療にのせることを目的に，援助していくことが治療の第一歩となる。

6. トラブルメーカー・問題患者

「トラブルメーカー」あるいは「問題患者」という言葉は,医療スタッフを困らせたり,病棟を混乱させたりする患者に対して用いられている。医師は,このような患者の病室からは遠ざかればよいが,看護スタッフにはこのような回避パターンは許されない。そのため,看護スタッフにとって,大きなストレス源になっている。

ところで,トラブルメーカーが生じてくる背景にはさまざまな要因があり,それが複合的に絡み合っていることが多い。原因が患者個人の精神医学的問題のこともあるが,患者と医療スタッフとの治療関係や,家族との関係,あるいは病棟の環境や病院の構造といった側面からも検討していくことが,力動精神医学的には重要になる。

1. 問題となる患者の態度や行動

医療者にとって問題となる患者の態度や行動は,以下のことが多い。
 1. 医療者に対する攻撃的な言動や態度
 2. 過度に依存的な言動や態度
 3. 医療者を良い・悪いなどと色分けして関わってくる言動や態度

4. 医療者からの指示を無視するなど，治療への非協力的な態度
5. 自殺が予想される言動や態度
6. 医療に悪影響を及ぼす可能性が高い精神病症状
7. 医療過誤や医療訴訟に関連しそうな患者・家族の言動や態度
8. 宗教や信念によってある医療行為を拒否する態度
9. 病棟の規則を守らない言動や態度
10. 執拗に検査を要求するような極端に心気的な言動や態度
11. 医療行為について要求や不満が多い家族

　こうした言動や態度が，医療者や病棟といったハード面・ソフト面からの受容能力を越えた時に，患者はトラブルメーカーあるいは問題患者と称されることになる。そもそも，トラブルメーカーあるいは問題患者のようなの言葉には，はじめからスタッフ側の陰性感情（イヤだ，嫌いだ）が込められている。

　しかし，患者の言動や態度が否定的に感じられる条件は，患者側だけに存在するのではなく，医療者側にも存在することを理解しておく必要がある。

2. トラブルメーカー・問題患者の背景

　トラブルメーカーあるいは問題患者の背景要因について患者，治療者というふたつの視点から整理できるが，両者は独立した因子ではなく，互いに影響し合っている[1]。

(1) 患者側の要因
①身体疾患の特性

　トラブルメーカーあるいは問題患者になりやすい疾患は，悪性腫瘍や感染性の高い疾患の場合がある。疾患自体が重篤であれ

ば，症状も多彩で複雑になり，必然的に訴えや要求も多くなるからである。末期患者への対応は，看護の原点ではあるがストレスフルなことである。家族は，自らの不安を投影し，看護スタッフに過度の期待をしたり，依存することが多いことも問題患者に含まれる要因になる。

次に高度の身体機能障害などを抱えた患者があげられる。患者は過度に依存的になり，退行しやすくなり，看護スタッフに八つ当たりすることも多くなってくるからである。怒りの置き換えが起こっているという理解がないと，看護スタッフはいたずらに傷つくことになる。

さらに，慢性疼痛を伴う場合はトラブルメーカーになりやすい。患者の症状と他覚的所見の間に存在するズレが医療者と患者との間の溝を深めていく。それは相互の信頼関係にまで影響を及ぼし「医療者から共感されていない，理解されていない」という患者の体験が疼痛症状を助長していくのである。

②退行・疾病利得

疾患による心理的ストレスにより患者は退行を引き起こす。入院患者のすべてが程度の差こそあれ，退行していると言っても過言ではない。退行は，医療行為の妨げになるような行動や態度として表出されてきた場合に問題となる。たとえば，わがままを言ったり，駄々をこねたり，容易にできそうなADLにも援助を求めるような場合である。

また，病気によって利得がある場合，すなわち「疾病利得」には周囲からの愛情を得たい，社会的な葛藤から逃げていたいから病気にいよう，入院していようといった退行的な心理も働くことがある。

③職業

知的に高い職業（大学教授や研究職など）や社会的に地位の高い職業（政治家や社長）を持つ人は，患者としての役割をうまく引き受けられない場合がある。なかでも最もトラブルメーカーあるいは問題患者になりやすい職業は，医師である。医師の多くは，医療の場において常に力強くあること（パターナリズム）が要求されるため，いったん患者という立場に置かれた時には，情緒的に混乱したり，「患者としての役割」を受け入れることができずに，看護スタッフや主治医に注文をつけるなどしてトラブルメーカーになるのである。

④精神障害

精神疾患（特に躁病）を合併している場合には，トラブルメーカーになりやすい。躁病患者は話を聞かないし，重篤な精神病患者や痴呆患者もまったく病識がないため，病棟内では問題になる。こうした患者は，内外のストレスに対する耐性が低いために身体疾患や治療において心理的な反応をきたしやすいのである。

⑤人格障害

人格障害者の場合は，これまで列挙したなかでは，問題患者になる可能性が最も高い。反社会性人格障害は，病院を病院とも思わないような傍若無人な言動がみられるだろうし，医療者に凄むような言動もみられることになる。

境界型人格障害では，医療者を良い人・悪い人と分裂（スプリッティング）して，まったく異なった態度で反応するからである．悪い看護スタッフとレッテルを貼られた場合には，このような知的な理解があっても不快な気持ちが残ることになる。

(2) 医療者側の要因
①陰性感情

才藤[2]によれば，医療者の8割が患者に対して何らかの陰性感情を抱いたことがあり，2割の患者がいずれかの医療者から問題視されていたという。これはリハビリ患者に限定された調査ではあるが，医療者・患者関係における陰性感情の重要性を示唆している。

特定の患者が医療者からトラブルメーカーと称される時には，その背後には必ずスタッフ側からの陰性感情（嫌いだ，イヤだ，など）が存在している。こうした陰性感情にはいくつかの起源が考えられるが，問題になるのは「逆転移」である。

医療者は患者に対して，意識的にしろ無意識的にしろさまざまな感情を抱く。医療者の心（無意識）の中で，患者は，自分の子供であったり，親であったり，同胞であったりするわけだが，この時には，実際の近親者に向けていた感情が患者への感情に転移するのである。たとえば，従順で素直であることを「良」として育てられてきた看護スタッフは，医師や看護スタッフに対して薬や治療法についての説明をしつこく要求する患者に対しては陰性感情を抱きやすい。また，権威的で横暴な父親を体験してきた看護スタッフは，横柄な態度の患者に対して，父親に対して抱いていた恐怖心を重ねてしまい，医療行為のなかで無意識的にリベンジしようとする言動につながってしまう可能性もある。育児で疲れている看護スタッフは，「あれして，これして」と訴える患者を実際以上にわずらわしいと感じてしまうだろう。

②治療構造

治療構造には病棟や病室の空間的な構造（外来か病棟か，鍵がかかるか否か，病室の壁の厚さ，大部屋か個室か…）と，時間的

な構造（食事の時間，就寝時間，起床時間…）からなるハード面と，病棟内のルール，スタッフの人数や質，患者の数や疾患の特性などからなるソフト面的な構造がある。

　治療構造とは医療者と患者を抱えるいわば「器」であるが，この器からはみだすような患者が医療スタッフからトラブルメーカーあるいは問題患者と称されるのである。

3. 代表的なトラブルメーカーあるいは問題患者[1]

(1) 医師の指示を守らない患者

　内服を守らなかったり，食事制限や運動制限を守らないという患者は少なくない。就寝時間や喫煙のルールなどまったく守らない患者もいる。多くの場合，人格障害的な背景が考えられるが，不安耐性が極端に低いために極端な否認という防衛機制を使っている可能性もある。

(2) 依存的な態度，反抗的な態度の患者

　頻回にナースコールを押してきたり，自分でできる程度の日常的な行為（ADL）にも看護スタッフの手を借りようとする患者は，不安というよりも依存的な患者である。こうした患者は，自分の甘えが拒絶されたり満たされないと途端に不機嫌になったり，反抗的になったりする。まるで，駄々をこねている子どものような態度であり，これが「退行」である。

(3) 医療に対する不信感を抱く患者

　今では書籍や雑誌，テレビやインターネットなどから容易に医療に対する情報が手に入る。このこと自体は，望ましいことであ

るが，患者や家族は医療者からの情報と，自分が持っている情報との違いに敏感になっている。

患者が医療に対して不信感や不安を持ち始めると，良好な患者－医療者関係などが生ずることは期待できない。患者側が不信感を持てば，医療者側も，医療態度に十分な熱意が込められなくなってしまう。インシデントやアクシデントにつながりかねない状況である。

(4) 執拗に検査を要求する患者

心気的な患者では，1回行った検査で自分が訴える症状を説明できる気質的な病変が発見されない場合には，それに納得せずに，執拗に検査を要求することになる。最悪の場合には，何カ所もの病院を転々とするようなことになるが，この現象は「ドクター・ショッピング」と呼ばれる。

このような場合，医療者は患者から逃げたい気持ちが強まり，その逃げ腰の態度は患者の不安を強めてしまい，それが心気的な傾向を強め，悪循環に至ってしまう。

(5) 病棟を混乱させる患者

人格障害の患者は，ストレスに対する耐性や社会適応性が低いために，入院した際には，さまざまな問題を呈してくる。人格障害では良好な対人関係が築けないために，医療スタッフとの治療関係にも大きな影響を及ぼす。

分裂病性人格障害の患者は自閉的で被害的になる傾向が強いために，医師の態度や言動に対して被害妄想的な意味づけをして，治療に非協力的になることがある。また境界型人格障害（いわゆるボーダーライン）の患者であれば，医療スタッフに対して理想

化と脱価値化を繰り返し，良い医療者・悪い医療者に色分けしてチームを分裂させたり，スタッフに不快感を生じさせてチームを混乱させる可能性が高い。

　トラブルメーカー，あるいは問題患者は，患者側・医療者側のさまざまな背景で生じてくる。さらに言えば，患者や，家族や，医療者を含めた全体的な「集団力動」の中で発生することが多い。このことは逆に言えば，このトラブルメーカーあるいは問題患者に関する解決には，力動精神医学的な理解や介入が不可欠であることを意味している。

【文献】
1) 渡辺俊之，保坂　隆：内科病棟（3）トラブルメーカー．黒澤　尚，市橋秀夫，皆川邦直（編）精神科プラクティス第4巻「コンサルテーション－リエゾン精神医学」，29-37，星和書店，東京，1996．
2) 才藤栄一，小徳勇人，保坂隆，他：問題患者とリハビリテーションチーム．リハ医学 26：51-58，1989．

7. 自殺企図患者へのアプローチ

　わが国の自殺による死亡者（自殺既遂者）は年間3万人を超えるようになり，当然，常に死因の上位を占めている。不幸にして，救急病院に搬送される前あるいは搬送後に死亡する自殺企図（自殺既遂）がある一方で，救急病院における適切な治療によって救命される場合もある。

　自殺の手段によっても異なるが，たとえば飛び降りや飛び込みなどの方法による自殺企図では骨折などのために整形外科への入院が必要になったり，刃器による自殺企図では外科などに入院したり，薬物や毒物による中毒ならば神経内科などの内科に入院するなど，いずれにしても精神科以外の病棟に入院するケースが稀ならずある。このような病棟での看護には特別な配慮が必要になってくるので，非常にストレスフルな看護のひとつに数えられている。そのストレスの原因は，自殺企図者とどのような話をしていいのか迷ったり，自殺の再企図，特に入院中の再企図への不安などである。そこで本章では，自殺企図の背景にあるもの，再企図の可能性についての評価の方法，それに再企図の予防としての精神療法的・危機介入的意味合いについて述べる。

1. 自殺企図の背景

　自殺企図の場合，その背景にはなんらかの精神疾患や病的な精神状態があると考えるべきである。これに対して，たとえば不治の病に罹患している場合などには「合理的な自殺」もあると考えられることがある。しかし，たとえば，がんの末期でさえ，希死念慮がみられる場合には，背景に「抑うつ」があり，薬物療法に反応することが報告されている。

　自殺企図の背景には，具体的には精神分裂病・うつ病・アルコール依存症・心因反応などの精神疾患や，ストレスや心因による一時的な興奮・混乱・恐怖などの病的な精神状態が考えられる。前者では，やはり精神科医による診断と適切な治療が必要であるが，後者の場合には一般科医や看護スタッフによる危機介入によっても改善することが多い。

　一方，真の死の意図を認めない自殺企図もある。繰り返すリスト・カッティング（wrist-cutting）などが典型であるが，これは「類」とか「疑似」という意味のパラをつけて「パラ自殺」と呼ばれている。確信的な自殺ではないという意味であるが，このパラ自殺を呈した症例も長期間フォローアップすると，自殺で死亡する確率が一般人口に比べて有意に高いことが知られている。やはり，確信的な自殺であろうと，パラ自殺であろうと，自殺企図者は，専門家によって注意深く長期間フォローアップされていく必要性がある。

2. 自殺の再企図の背景

　自殺直後には「なぜ死なせてくれなかったのか」と訴え再企図の危険性が非常に高いように見える患者もいるが，逆に，多弁になり軽度の高揚・興奮状態とでもいえる状態がみられることもある。そんな時には，当然，再企図について質問しても「もうしません，大丈夫ですよ」と否定することになり，医療者が安心して退院させたところ，その帰り道に再企図を遂げるということもある。

　ずっと思い詰めていた者が自殺を企てた直後には，一時的にではあるが，心のわだかまりが解放されたかのようにホッとした表情で，一見すると自殺を企てた人とは思えないような患者も多い。これは「カタルシス（浄化作用）」と呼ばれる現象であり，もちろん，この時の患者の言葉をそのまま鵜呑みにはできない。このような状況が観察されるのは，精神疾患による自殺というよりも，一時的な反応としての自殺企図の時に多い。そのような場合には自殺企図に至った現実状況は何も変わっていないため，病院を出れば再び同じ困難な状況に直面，すなわち現実検討を迫られるからである。

　報告によっても異なるが，自殺企図者の再企図率は一般人口の5～6倍であると言われたり，逆に，自殺企図者の1/4～1/2は自殺企図の既往歴があるとも言われている。いずれにしても，自殺企図者の再企図率は非常に高く，換言すると自殺企図歴は自殺企図の大きな危険因子になっているのである。

　このように，自殺企図者にとっては，その背景が1回の企図によって決して解消されることはないために，カタルシスによって

一時的に解消されたように見えたとしても，再企図の危険性は非常に高いのである。一方，精神疾患による自殺企図では，再企図率が高いのは言うまでもない。

3. 再自殺企図の予防

再自殺企図の背景にあるのは，基礎に精神疾患・人格障害・物質依存（薬物やアルコール依存など）などがある場合と，精神疾患はなくとも企図者をめぐる社会状況が未解決なまま残っている場合とに大別できる。そのため，再発防止には企図者が有している背景によって，適切な対応をしなければならない。

まず基礎にある精神疾患に関して，自殺者のことをよく知っていたと思われる人からの情報により，その生前の心理社会的な状況や背景を評価する手法は「心理学的剖検」と呼ばれている。この手法によれば，自殺既遂者の70〜80％はなんらかの精神疾患に罹患していたと言われ，さらに，60〜70％はうつ病であるとも言われている。このように，自殺企図の背景には何らかの精神障害が関係していることが多く，特にうつ病が最も関係していることは疑う余地がない。そのため，まず，うつ病の症状に医療者や家族や周囲の者が気づくということが，自殺企図・再企図の防止策になるのである。

また，パラ自殺という行為は，自己に向けられた攻撃性のコントロールが不十分なために，自殺という行動に至る衝動性に結びついてしまったものである。手首を切ることは，へその緒を切るかのように，依存と独立の葛藤があると解釈されることもあるが，やはり未熟な人格構造（境界型やヒステリー型など）や不安定な家族環境や対人関係がベースにあることが多い。

表7-1 再企図を予測させる因子

- 高齢
- 男性
- 精神疾患や人格障害の合併
- 周囲の援助のなさ
- パラ自殺の繰り返し
- 致死性の高い自殺手段
- 徐々に危険性の高い方法を選択していること

 より確信的な再企図を予測させる因子としては，表7-1に示したように，高齢・男性・精神疾患や人格障害の合併・周囲の援助のなさ・パラ自殺の繰り返し・致死性の高い自殺手段・徐々に危険性の高い方法を選択していること，などが指摘されている。これらの因子が複数みられるような場合には厳重な注意が必要である。

4. 一般病棟での対応

 自殺企図に関しては，それがパラ自殺であろうと，搬入された直後から明るい表情であったとしても，全例，精神科にコンサルトするようにしなければならない。しかし，わが国の総合病院には，その46％にしか精神科が設置されていない。企図後できるかぎり早く精神科的な診察が必要であること，退院後になって他の精神科の病院やクリニックを受診するのにはかなりの勇気や動機づけがないと難しいこと，などから，やはり常勤の精神科医，あるいは少なくとも非常勤の精神科医くらいは救急施設を有した総合病院には欲しいものである。もしそれが不可能なら，少なくとも紹介できる精神科医が近隣にあったり，非常時には往診して

もらえるような精神科医を確保しておくべきである。

さて，それはともかくとして，まず自殺企図者は，自殺の直前に医療者と接触していることが多いという事実がある。何かのメッセージを主治医に伝えようとしていたわけであるが，医療者の側に，患者の希死念慮を無意識的に否認しようとする心理機制がある。だから，自殺企図後に患者がカタルシスなどによって一見，明るく見え，「もうしませんよ」と自ら口にしたり，医療者の「こんな馬鹿なことはもう二度としちゃダメだよ」という説得に明るく「はい」と答えるような場合には，医療者側が無意識的に抱いている再企図への不安感はかき消されてしまうことになる。医療者が心のどこかで，「ちょっと危ないなあ」とか「また，やるような気がする」と思っていた（精神科の専門医でなくとも，特に看護スタッフは，この辺の勘のようなものを持ち合わせているものである）としても，カタルシス後の患者の明るさがその不安を否認させてしまうのである。

死，特に自殺は，医療者にとっても不快で嫌なテーマである。だから，自殺企図者に対してはできるだけ表面的な部分で，できるだけ明るく接していたいという心理機制がある。静かなところで，自殺に至った背景を質問していくのは，自分自身にとっても不快であるし，何よりも，患者を内省させ後悔させ，再企図への方向に導いてしまうような不安感を抱いてしまいがちである。しかしやはり，患者に最初に遭遇するスタッフはそのような無意識的な心理機制を自己分析し，患者や家族に接していかなければならない。

次に，スタッフは，自殺企図に至った経緯についてもできるかぎり訊くようにする。直後の興奮した状態では無理かもしれないが，まずは付き添ってきた家族や友人から自殺企図に至る背景を

聴取しておき，必ず患者からも訊いておく必要がある。そのスタッフは患者にとっては，医療の専門家というよりも，まずは自分を助けてくれた医療者である。そのため，話を聞いてもらうことは，患者にとっては初めて安心できる機会なのである。わずかな時間でも構わないから，患者自身と1対1になり話を聞き，面接の終了時には，「そのことは皆で考えていこう」と保証することが必要である。これが「危機介入」であり，これがうまくいくと，患者は「初めてわかってもらえた」という安心感が得られるものである。

そして，話を聞くときに一番大事なことは，自殺企図はきわめて個人的な問題から派生しているわけであるから，患者の言葉を即座に否定したり，単純に戒めたり励ましたり，といった表面的で独りよがりな価値観からの反応は慎むことである。さらに，説得や説法といった態度も慎むべきである。そのことで，自殺企図率が低下したという研究報告はどこにもない。一方で，企図者は意識的にも無意識的にも，自殺企図に関連した罪悪感を有しているため，「なぜ死のうとしたんだ」という意味の話し方は避け，むしろ「みんなに迷惑をかけてという気持ちがあるかもしれないが…」という意味の言葉をはっきりと言語化して，罪悪感を明確化してあげるべきである。

さらに，現在における希死念慮についても頻繁に質問していったほうがよい。希死念慮については日々変化するのも理由のひとつであるが，入院中の再企図は絶対に避けなければならないからである。一般に精神科以外の科では，希死念慮についての問診を回避する傾向が強い。それについて質問することが，患者の潜在的な希死念慮を意識化させてしまい，自殺企図に至らせてしまうのではないかと危惧するためである。しかし，希死念慮を有した

患者は，希死念慮についての質問に対して「よく訊いてくれた」という安心感を抱き，救われたような気持ちになるものである。だから，医療者は企図後の患者に対しても，それをじっくり訊いていかなければならない。具体的には，「まだ気分がすぐれないですか？」「今はどんな気持ちですか？」「助かってどんな気持ちですか？」「今でも死のうと思っていますか？」などと質問していくのである。搬入されて処置後に，精神安定剤などによって熟眠できた翌朝には，患者の精神状態はかなり安定することが多いが，そのような時でも，希死念慮については否認せずに，質問していかなければならない。

再企図の危険性評価の仕方を表 7-2 に示したが，救急スタッフや後方病棟の医療者によってもこの点は評価されなければならない。自殺企図により重篤な合併症もない場合には，搬入され一晩たってからは「正常群」と評価される患者が多い。しかし，この時も退院後の精神科受診を勧め，紹介状を持参させることは当然である。

一晩たってから，「もうやらない」とは言っても，話しながら泣いてしまうような情緒不安定性がみられる「軽症群」は，精神科的な治療が必要なことが多い。「中等症群」「重症群」は入院中の再企図の可能性も高くなり，その日のうちに精神科医の往診を依頼するか，電話で判断を仰ぐか，転院のことを検討しなければならない。もちろん入院が続く場合には家族を付き添わせ，医療スタッフも 24 時間厳重な注意が必要になってくる。

潜在的な希死念慮を疑わせる所見を表 7-3 に示したが，臨床的にはすぐに役立つものであると思われる。

自殺は死因の上位を占める大きなテーマである。自殺を減少させていくためには社会や行政の役割も大きいが，医療の中では精

表 7-2 再企図の危険性評価

［正常群］
- 面接の最初から明るい表情をし、時には笑顔も混じり口数も多い。
- 反省や感謝の言葉があり、心がこもっている。
- 動機についてよく語る。
- 「もうやらない」と強く約束する。
- 握手の手を最初から強く握る。

［軽症群］
- 面接の表情から表情が明るくなり、泣いたりよくしゃべる。
- 「もうやらない」と約束する。
- 途中から反省や感謝の言葉が出る。

［中等症群］
- ポツリポツリとしかしゃべらない。
- 反省や感謝の言葉に心がこもっておらず表面的。
- 動機についてもポツリポツリとしか語らない。
- 「もうやらないか」の誘導にもしぶしぶうなずく。
- 握手した手をただ握るだけ。

［重症群］
- 面接を拒否したり、時間をかけて面接しても表情は暗いまま。
- 反省や感謝の言葉がないか、あってもおざなり。
- 動機については語らず、あるいは動機がくるくる変わる、または自殺そのものを否定。
- 「もうやらないか」の誘導にもそっぽを向いたり、「助けられて迷惑だ」「このまま死なせてほしい」と語る。
- 握手の手も冷たく、人間的交流が感じられない。

黒澤　尚：救急センターに収容された自殺未遂患者の精神面のケアー。
日本医事新報 3295：28-32，1987 より抜粋

表 7-3 潜在する希死念慮の評価

1. 自殺企図歴（本人・家族）
2. 自傷的な飲酒行動，薬物への関心
3. 死についての話題（冗談の中に隠されていることもある）
4. 抑うつ状態中あるいはその後の突然の落ち着き
5. 人生全体への興味の消失と身体症状（食欲不振，体重減少，不眠など）

神科だけでなく，救急とその後方病棟の医療者が自殺を減少させる役を担っていかなければならない。そして，救急とその後方病棟の医療者には，生命的な危機を救うだけでなく，自殺企図者にとっては精神療法士のような役割があることを忘れてはならない。再企図の可能性を評価でき，危機介入により患者がカタルシスを得て，必要以上の罪悪感を軽減できるよう援助する役割があるのである。

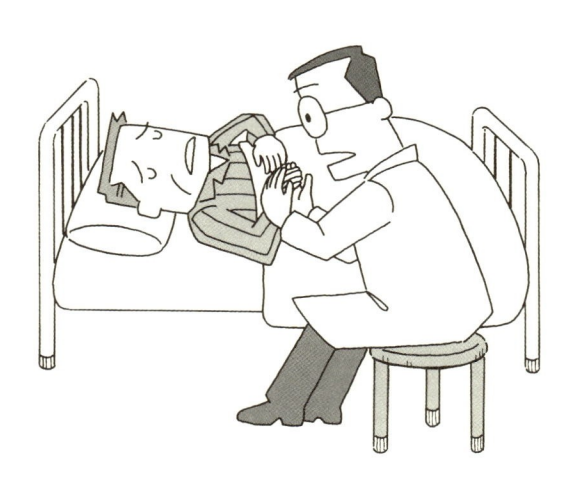

サイドメモ

希死念慮を抱く者への理解

1. 希死念慮を抱く者のほとんどは,「本当に死にたい」とは思っていない。そのため,何らかの警告サインが送られることも少なくない。
2. 自殺を確信している者にあっては,それを見分け,止めさせることは不可能である。また,警告サインをキャッチすることも事実上不可能である。
3. 希死念慮を抱く者は,すべての望みを失ったと感じている者であり,すでに,現状に打ちのめされ,無力感を強く感じている。
4. 希死念慮を抱く者は,被暗示性が高くなっているため,周囲からの強い説得や誘導は,自殺を遂行させないために有効な方法である。
5. 自殺の試みは,ひとつのコミュニケーションの形である。自らの命を絶つことで何を伝えようとしているのかについて理解しようとする。

サイドメモ

希死念慮を抱く者への対応

1. つらい状況下で,「死にたい」と感じることはよくあるが,「死んでしまいたいほどつらい状態を経験している」という事実と, 実際に「命を絶つ」こととは別であることを直接的に伝える。
2. 死について語る。これは, 潜在する希死念慮を刺激するのではないかという心配をする必要はなく, むしろ一種の安心感を与えることになる。
3. 希死念慮の存在に気づいても, 大げさに反応しない。特別な人としての扱いは, その後の関係性の確立を困難にさせる。
4. 「死んでほしくない」と伝えることはあっても, 希死念慮を批判したり議論したりしない。まずは, つらさへの共感を示すことが重要である。
5. 家族に状況を十分に伝え, 協力を得る(「死ぬと言う者は死なない」といった間違った考えを是正する)。
6. 行動や言動に急激な変化が見られた場合, とくに, 急に穏やかな表情を示すような時(自殺を決意した可能性もあり)には, 必ず連絡をくれるよう家族に知らせる。
7. 自殺を企てる前に必ず誰かに連絡をとるよう伝える(具体的な場所や対象を伝える)。
8. 情報を精神科医を含む医療チームで共有し, 状態や対応などを検討する。

8. 看護スタッフのポジショニング

1. 看護スタッフの中間性

　医療の中で看護スタッフには「中間的な」役割やポジションがあることは，コンサルテーション・リエゾン精神医学の実践の際には看護スタッフの存在が非常に重要であることを強調した時に述べた (p.9)。すなわち，身体疾患患者の心理的なケアの際には，看護スタッフの重要な役割として，第1に精神症状の早期発見，第2に自然に支持的精神療法ができることをあげ，第3としてこの「中間性」に触れたのである。

　この役割やポジションとしての「中間性」とは，医師と家族との中間にあるという意味であるが，たとえば自分の病気について主治医のように詳細な病理所見や検査所見は知らなくても，自分の病気については知ってくれている。だから，医師に訊くのは怖いが，看護スタッフには質問できる，という具合である。また，情緒的にも，家族とは怒鳴り合っても，医師に向かっては怒りを直接的に出せないことが多いが，看護スタッフには八つ当たりするくらいはできる，といった具合である。このようなポジションにある対象に向かっては，さまざまな感情が投影されるものであるため，「転移」のような患者の心理状況には敏感でなければいけないといったことも述べた。本章では，この中間性とも密接な

関係があるが，医療現場における看護スタッフのポジショニング（位置の取り方や姿勢のようなものという意味で用いた）について改めて考えてみたい。

【症例1】

56歳，男性。心筋梗塞のために入院し，看護スタッフAがプライマリ・ナースとなった。患者は会社社長であり自信家で，大声で怒鳴ることが多かったり，人の言うことにはあまり耳を傾けるタイプではなかった。ある時，患者が個室入院中に携帯電話を使っていることに気づき，Aが注意したところ，その時には「わかりました」と答えたが，その後，同様のことを発見し再度注意したところ，「他人に迷惑をかけていないのに」と開き直りを示した。

婦長に上申し，婦長から注意してもらったが，やはり同様に「他人に迷惑をかけていないのに」と開き直りを示した。そのため，Aは主治医に伝え，主治医から注意してもらうようにした。その場にはAもプライマリ・ナースであるため，同席することにした。結局は，図8-1aのような席に座って主治医が患者に注意し，Aと患者の妻が，脇でそれを聞くという形態になった。

ところが患者の妻もその席上，「この人（夫）は人の言うことも聞きません。いい機会ですから先生からよく言って聞かせてください」と日常の夫への不満を述べた。Aは生来おとなしい性格もあって，その場では何も述べなかった。

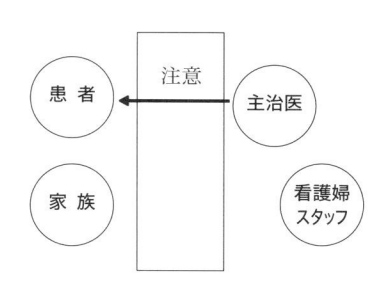

図8-1a　症例1の説明の場面

入院中の患者の，それもモニター類を頻繁に使用している循環器病棟での患者の行動は言語道断であるが，その注意の仕方にはやや問題があった。実際，患者はその場では憮然とした表情で「わかりました」とは言ったものの，その後，訪室した看護スタッフすべてに攻撃的となったり，面会にきた妻に対しても同様に怒鳴る場面が多くなってきた。情緒的な不安定さということも原因のひとつであったが，その後，患者は入院中に2度目の心筋梗塞発作を起こした。

このケースでみられた，携帯電話のことを注意する場面は問題が多い。まず，主治医が医学的理由あるいは管理的理由から患者を注意するのは当然であるが，プライマリ・ナースであるAのポジショニングや役割にはやや問題があったと思わざるを得ない。つまり，Aは自分自身の役割の中で，患者の問題行動を解決しなければならなかったのに，その役割を十分に果たさないまま婦長や主治医に上申してしまったことがまずあげられる。患者は，心筋梗塞になりやすい性格・行動パターンであるA型行動パターンを有している。これは，職場や家庭で怒鳴ることが多く，早口で，じっと待つことができないという「衝動性・精力性」を基盤にした性格・行動パターンである。このような患者は自分自身に自信があるため，周囲の人の言うことには耳を傾けないことが多い。当然，人から注意されることは許せず，それは入院中であろうと変わらないことが多い。しかし，いや，だからこそ，プライマリ・ナースであるAは1対1のなかで解決しなければならなかったのである。

けれども，Aは自分の代わりに叱ってくれる対象を探して，結局，主治医までたどり着いたことになるのであるが，そこにはAの逆転移があることは言うまでもない。転移・逆転移とは，医療

という構造の中で生ずる不合理な感情であり、患者が医療者に向けるものが転移であり、医療者が患者に向けるものが逆転移なのである。おそらくAにとっては、怒りっぽい症例に、自分の父親の姿をだぶらせ、父親からできるか

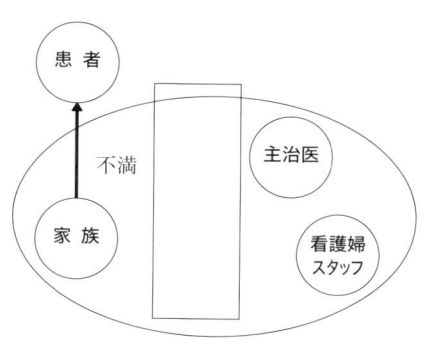

図 8-1b　症例 1 の結果的な構図

ぎり離れようとしていた幼少期の自分と同じような行動をとっていたと推察される。

　この患者ではさらに、家族までが、医療者という強い味方を得て、この時とばかりに患者を攻撃したのである。結果的に、実際に座った席とは関係なく、もっと抽象的な意味を含めて図 8-1b のような構図ができあがり、主治医のもとに家族と看護スタッフが寄り添い、患者だけが孤立していったのである。この医療モデルが問題であることは明らかである。

【症例 2】

　45歳、女性。15年前に夫と死別後、ふたりの息子を女手ひとつで育て上げた。息子のひとりは障害者であるため現在は施設入所中である。患者は、趣味のダンスをしている際に息切れを自覚し、近医を受診したところ肺野の異常陰影を指摘され大学病院を紹介された。精査の結果、肺がんであることがわかり、余命期間も3カ月と言われた。プライマリ・ナースである看護スタッフBもその場に同席していたが、かなり混乱するだろうという予想に反して、患者は翌朝からテキパキ

と計画を立てて実践していた。

　冷静さの理由のひとつにもなるだろうが、患者は敬虔なクリスチャンで、翌日から教会の友人や神父が面会にきて話し合っていた。さらに、主治医から外出の許可をとって、息子が入所している施設に出向き、事情を説明して患者が亡くなってからも施設入所が継続できるような手続きをとった。病院に戻ってきた患者は、プライマリ・ナースであるBに対して「やるべきことはやってきました。早く、夫の元に行きたいです」と言った。Bにとっては、がんの病名告知の直後は「衝撃の段階」があり、2～3週間は情緒的に不安定な時期が続くことを教科書的にも経験的にも予想していたので、患者の言動がすぐには納得できなかった。Bは、これはかならずしも「受容」ではなく、まだ混乱や興奮が続いているとも考えたが、患者と話しているうちに、患者が非常に落ちついていることがわかり、宗教の影響や、夫に先立たれたための価値観や人生観の変化などに感動さえした。しかし、同時に、すぐにあきらめないで、少しでも延命できるような手段がないものかと、むしろ親身になりすぎるくらいの立場で考えていた。

　ある日、今後の治療方針を決めるために、患者・患者の長男・主治医・Bが図8-2aのように席に着き話し合った。主治医は、「効果は断言できないが、このような場合、1回くらいは化学療法を行うことが多い」と説明した。それに対して、患者は「延命できたとしてもせいぜい何週間とか何カ月といったところだろう。そのような延命は求めない。むしろ、ホスピスに行って

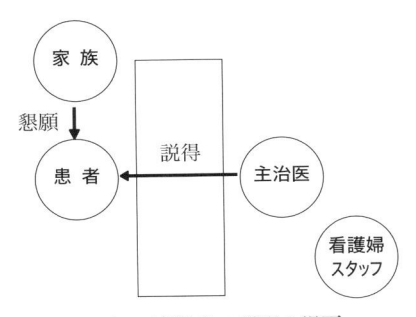

図8-2a　症例2の説明の場面

息子や友人とともに大切な時間を過ごしたい」と述べた。それに対して，長男は「できれば数日でもいいから延命できるような治療を受けてほしい」と母親に懇願した。患者は，息子の懇願に対しては何も言えず，入院してから主治医や看護スタッフの前ではじめて涙を流した。主治医と息子のふたりから延命治療を受けるように言われ，それまで神父や友人との話し合いのなかで決心していた，延命はしないという気持ちが，拮抗して不安定なバランスの中で時間が止まったかのように思えた。そこで患者は，プライマリ・ナースであるBを見て，「看護婦さんはどう思いますか？」と質問した。Bは「1回だけでも抗がん剤の点滴を受けてほしいです」と答えると，やや時間をおいて，患者は「わかりました，皆さんがそう言うのなら1回だけ受けます」と言った。この時の，精神力動は図8-2bのように，患者が一人になってしまい，残る3名がそれぞれ違った立場や思いではあったが，結果的には同一の提案をして患者に結論を迫ったという構図になっていた。結果論ではあるが，患者は翌日から抗がん剤の点滴治療を受けたが，副作用のために食事がとれなくなってしまい，1カ月間の点滴治療を行ったが，ホスピスには行けないまま病院で亡くなった。

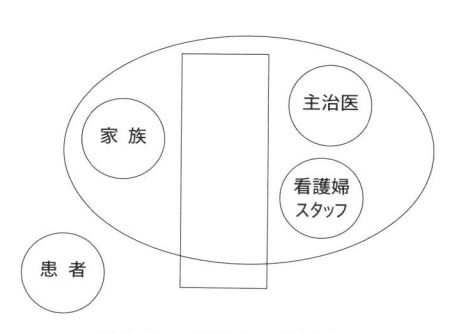

図8-2b　症例2の結果的な構図

2. 看護スタッフのポジショニング

 ふたつの症例とも図 8-1b，図 8-2b でわかるとおり，患者が心理的・情緒的に一人ぼっちになってしまったケースである。症例1では，自分に代わって注意してくれる主治医を呼びだしたところ，結果的には，その場が妻によっても利用されてしまった。症例2では，患者のなかで拮抗していた状況が看護スタッフの一言によって，容易に，ある方向に傾き結論が出てしまった。ふたつの症例とも，その結果が悪いものになってしまったが，それはあくまでも結果論である。しかし，看護スタッフのポジショニングを考える際には参考になる。

 まず，日本の医療の中では，患者やその家族に説明をする際には図 1a，図 2a が象徴的であるが，看護スタッフが（最近のプライマリ・ナースという概念になっても）一歩下がった位置を占めることが依然として多い。治療の主体が主治医であるから仕方ないことではあるが，入院中の行動や生活やルールなどのマネジメントは，看護スタッフやプライマリ・ナースが主役である。患者は医師に対しては従順である。その理由は，医師とトラブルを起こしても，自分自身が不利益を被ることを知っているからである。だから，この場合の従順は表面的なことが多い。その点，看護スタッフに対しては本音で接することができると思っている。むしろ，入院中であるから患者は退行することが多く，容易に「転移」を起こし，八つ当たり的に怒りをぶつけたり，わがままを言うのである。だから，看護スタッフ A は，携帯電話使用というわがままを，患者の転移のなかの現象としてとらえなければならなかったのである。その転移のなかの現象を，主治医を巻き込んだ

り，結果的には家族までも巻き込むことで，いわば現実的な話にしてしまったところに問題があった。さらに，Aの行動が，自分自身の逆転移からも生じた行動であったために問題が複雑になったのである。主治医の陰に隠れて患者に接するのではなく，どこまでも患者と1対1で接して解決していかなければならなかったのである。

　症例2では，看護スタッフが自分の意見を述べることによって，見かけ上では3対1の構造になり，患者が抗がん剤治療を受けることになってしまった。あの時，看護スタッフに質問したのはどのような意味があったのだろうか？　主治医は医師としての立場から化学療法を勧め，患者の息子は家族の立場から少しでも延命を期待したかったから化学療法を勧めた。そのため，自分自身がそれまで神父や友人と，そして何よりも，亡くなった夫と話し合って到達した結論が揺らいでしまった。2対1ではなく，夫を味方につけて2対2で拮抗していたのである。そのバランスが，看護スタッフBの一言で容易に傾いてしまったのである。しかし，Bの一言が悪いと言っているわけではない。この時の拮抗は，即座に結論を出させる必要はなかったと言いたいのである。そのような緊張した話し合いの場ではなく，1日でも2日でも，患者にゆっくり考えさせるべきだったのである。その過程で，プライマリ・ナースであるBがなんらかの意見を出して，お互い話し合うことがむしろ必要なプロセスだったのである。

　症例1のAは，病棟のルールを徹底させようとしたという意味では医療者側の立場をとり，逆転移の解決の場を作ってしまったという意味では，むしろ家族側の立場をとっていた（自分自身の父親への抵抗や復讐）ことになる。症例2のBは，延命の可能性に賭けて意見を言ったとしたらそれは医療者側に立ったというこ

とになり，少しでも長く生きてほしいと思って意見を言ったとしたら，それは家族側の立場に立ったということになる。

　医療者側か，家族側か，という問題は，日常の看護の中で悩むことが多い。そのため，医療者側にも家族側にも偏らない中間的なポジショニングが臨機応変にとれるよう，普段から訓練しておかなければならない。

　ちなみに，筆者が精神科医という立場で，ある医療状況のなかで中間性を保とうとする際には，患者にとっての従兄弟とか，遠い親戚というような立場をとろうとしているが…。

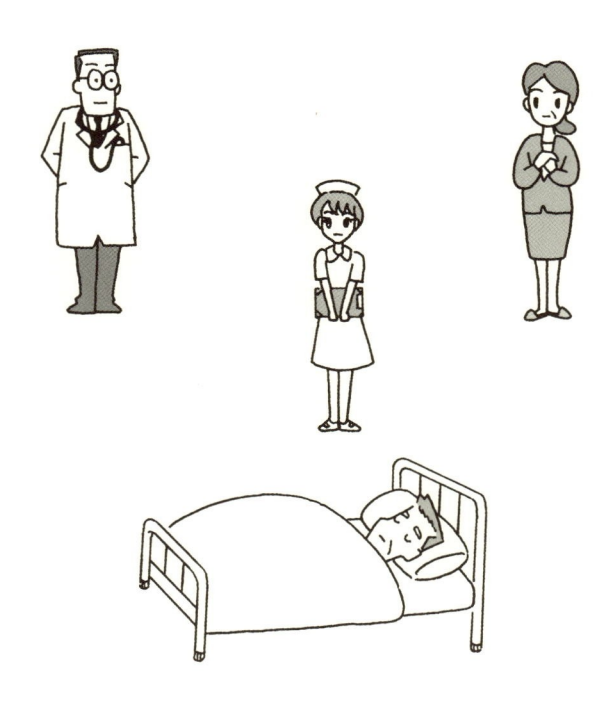

サイドメモ

逆転移と看護

　転移（transference）とは，過去の対象に向けられた欲求・感情・態度などを，現在の対象に向けて自己の満足を求めることをいう。

　ところで，患者が医師や看護スタッフに特別な感情（恋愛感情，あるいは敵意など）を抱くことがある。この場合でも，医療スタッフの方には，全くその気などなく，もちろん，そうした感情を引き出そうとする意図的な言動もない。では，なぜ患者は短い入院期間にもかかわらず，このような特別な感情状態に陥るのだろうか。

　さて，入院中の患者と看護スタッフの会話ややりとりの中には，実に個人的な内容，あるいは極めて密接なかかわり合いが多々ある。たとえば，「今日，排便はありましたか？」，「便の状態はどうでしたか？」などの会話はその典型である。子どものころならいざ知らず，このようなプライベートなことを問われたり，また答えたりする場面は他にはないであろう。

　さらに，両者の物理的距離についても同様のことが言える。足に障害がある患者は，看護スタッフにその両肩を抱きかかえられることが多くなる。寝たきり状態の患者にあっては，排便・排尿の介助を受けることになる。また，丸裸の状態で患部のガーゼを交換してもらうことも，日常的な光景である。これほどまでに密接した世話もまた，幼児期に両親から受けて以来まったくなかったであろう。少なくとも，大人

になってからの日常的な関係ではありえないものである。

こうした状況下では、患者は容易に退行し、依存的な役割をとるようになる。さらに「甘え」の感情は「好意」に錯覚され、医療スタッフへの特別な感情となっていくのである。それほど難しく考えなくても、親子か恋人同士でもないかぎり、いまにも顔と顔がくっつきそうな距離で接触することはないのであり、これを、愛情と勘違いしても不思議なことではない。要するに、医療スタッフは、相手が親密な関係を抱きやすい距離で仕事をしているのである。

さらに、精神的にも、物理的にも近づいた状況では、冒頭に述べた、転移感情が生じやすい。つまり、患者が、幼児期に父親と母親に対して抱いてきた対象関係パターンがそのまま看護スタッフに向けられることが少なくないのである。

しかし、こうした状況にあっても、医療スタッフには、現実的な関係に陥らないよう自己統制することが要求される。これが、スタッフの中立性である。

さて、転移感情には、信頼や好意などの感情を向ける陽性転移 (positive transference) と、不信感や敵意などの感情・態度を向ける陰性転移 (negative transference) がある。一般的に陽性転移の状況では、治療関係は促進されるが、陰性転移の場面では、停滞あるいは中断の危険性が高くなる。しかし、先に示したように、陽性転移の場合も、転移性恋愛になると、こちらの中立的な対応にさえ、患者から不満が訴えられることがある。

一方、医療スタッフの方も患者と同様に、患者に感情転移を示すことあり、これは「逆転移」と言われる。そうした状

況は，スタッフが患者の反応に巻き込まれ，つまり，スタッフの中立性を保てなくなった状態として観察される。患者の好意にウキウキして，特別扱いになってしまったり，あってはならないことだが，恋愛感情に発展し現実的な関係に陥ってしまったり，あるいは逆に，陰性感情に対して，怒りや抑うつ感を抱いたりしている場合である。こうした医療者の情緒も，実は，個人の未解決な感情が，患者の転移感情に対応して現れているのである。

ときに，かつて敵意を抱いていた父親に似ている患者の反応に対して，無意識のうちに攻撃的になったりすることがあるが，これなどは，逆転移の典型といえる。

しかし，患者の陽性転移が治療効果を促進することがあるように，医療スタッフの逆転移のなかにも，患者に対する同情・理解・思いやりなど，治療に有用なものもある。その場合にも，医療スタッフには，それらの自覚と統制が必要なことは言うまでもないことである。

9. 障害の受容への援助

　リハビリテーションは，なんらかの疾患の症状が安定した段階で，社会復帰をしていく訓練過程をいう。疾患や障害を有する際の患者心理は，対象喪失と悲哀の心理，あるいは危機モデルから理解することが可能である。その際，障害の受容は最も大きなテーマになる。そして一方で，リハビリテーション医療は，医師や看護スタッフの他に，PT（理学療法士），OT（作業療法士），ST（言語療法士），MSW（医療ソーシャルワーカー）らさまざまな職種がひとりの患者に接しているので，医療者間の調整なども必要になってくる。また，治療意欲の問題や，社会復帰への情緒的な支援などの配慮も必要になってくる臨床領域でもある。つまり，リハビリテーション医療には力動精神医学的な観点が不可欠であり，そのような観点を含めた治療的アプローチがほぼ理想的に行われる臨床の場であると言える。

【症例－前半－】

　53歳，会社部長。生来健康であったが，数年前より肥満（+30%）を指摘されていたため，節酒するなど摂取カロリーは自分で制限していたが，体重はほとんど変化していない。血圧も150-160/90mmHG，と正常上限くらいであったため，特に薬物療法は施されていなかった。
　そんなある日，会議中に急に意識を失い救急病院に搬入された。CT

スキャンでクモ膜下出血が確認され，脳圧を下げるために利尿剤などが投与された。その後の治療によって，結果的には右上下肢は下肢に強い運動・感覚マヒが残り，言語に関しても，失語はないが軽い構語障害が残った。そのため，発症後2カ月半が経過した時点でリハビリテーション目的のために，専門病院に転院した。

　本人に対しては，病気とその後遺症などは正確に説明し，転院に関しても同意が得られていた。医師の診察の後に，理学療法士（PT），作業療法士（OT），言語療法士（ST）らがそれぞれの治療方針により訓練を開始した。

　しかし，2週間ほどは本人にも訓練に対する積極性がみられたが，それ以後になると，なんとなく一生懸命さがなくなりかけていることにPTが気づいた。その後も，気になるので，OTやSTにその印象を伝えたところ，やはり同じような印象をそれぞれの訓練場面で受けていることがわかった。

　そこで，ある訓練場面でPTが「○○さん，最近なんだか元気がないみたいですね？」と話しかけると「そうなんです，自分でも頑張らなければならないと思っているんですが，力というのかやる気というのか，それがなくなっちゃったみたいなんです」と答えた。患者の病前性格は，真面目でやや几帳面であり，協調性が高く周囲に合わせるような傾向が強いことがわかっている。

　そのまま経過を観察することになったが，看護スタッフが何気なく家族についての質問をしたところ，患者は急に泣き出してしまった。チーム・カンファレンスでは，患者は障害を受容できているとはいっても，家族や将来のことなど情緒的な問題が関係するような場面では悲哀感が想起されるため，そのような質問はしないで，むしろ訓練場面で励ましていくような方針を確認した。

　その後，患者は一転して訓練場面でイライラすることが多くなり，

訓練士に対しても依存しないで、介助を拒否して一人で歩こうとしたりするような行動が多くなってきた。チーム・カンファレンスでは、患者は依存・独立の葛藤にあり、今や依存から自立・独立していこうとする状況にあると理解された。そして治療方針としては、自立を援助していくために、むしろ励ましたり声をかけたりすることを意図的に減らしていこうとするように話し合われた。

【解説－前半－】

リハビリテーション臨床の場でみられる患者心理は、障害を喪失体験としてとらえる場合と、障害を危機としてとらえる場合の2種類の理論的な背景が可能になってくる。

(1) 障害を喪失体験としてとらえる場合

代表的には、フロイトによる「対象喪失と悲哀の仕事」（第3章）があげられるが、ここではこの理論を元にして発展させたコーン（Cohn）の段階理論を紹介する（図9-1）。これによれば、障害という対象喪失に続いて、①ショック、②回復への期待、③悲嘆、④防衛、⑤適応、と段階的に回復していくことになる。このなかで、「回復への期待」は防衛機制の中の「否認」に相当し、「防衛」のなかには、執着・理想化・同一化・怒り・悔やみ・自責・躁的防衛などさまざまな心理的防衛機制や情緒状態が含まれていることがわかる。

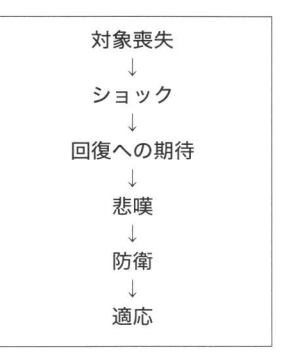

```
対象喪失
  ↓
ショック
  ↓
回復への期待
  ↓
悲嘆
  ↓
防衛
  ↓
適応
```

図9-1　コーンの段階理論

(2) 障害を危機としてとらえる場合

一方,障害を危機としてとらえる場合がいわゆる「危機モデル」と呼ばれるもので,たとえばフィンク(Fink)の危機モデルによれば,危機に対する対処様式として以下のような段階が考えられている。

①ショック,無力感,不安感,恐怖,思考停止
②防御的退行(自我を守るために外界への関心が薄れる)
③自認段階または現実認識(現実検討にもとづく抑うつ)
④適応または順応

当然このなかでは,防御的退行は「否認」に相当するし,自認段階または現実認識のなかでは,さまざまな心理的防衛機制や情緒状態が体験されることになる。

このような心理的な理解をすれば,患者は否認から現実検討の段階へ移行していく過程でリハビリテーション病院に転院し,その後,怒り・抑うつなどが複雑にみられ,それぞれに対してチーム・カンファレンスで考察し,その対応策を講じているというのが前半の経過である。ここでは,力動精神医学的な配慮がほぼ理想的に行われていることになる。しかし…。

【症例-後半-】

それぞれの医療スタッフは,それぞれの立場から患者に接していたが,あまり効果が得られないため主治医は,リエゾン精神医学的な必要性から精神科医に診療依頼をした。以下は精神科医と患者の面接である。

精神科医(以下,Dr):いつごろから元気がなくなったんですか?
患者(以下,Pt):こっちに来て,最初はすごくやる気があったんですよ。でも,だんだん…

Dr：やろうという気持ちはあっても、体がついていかないみたいな感じなんですか？
Pt：そうです。だから、かえって焦りが出てきてしまって…
Dr：気持ちがふさいでいたり、憂うつな感じなんですか？
Pt：ええ、憂うつですね。
Dr：なにをするのも億劫な感じですか？
Pt：ええ、なにもしたくないですね…
Dr：時々は、もうどうにでもなってしまえ、という気持ちにもなるんですか？
Pt：はい。
Dr：もうこのまま死んでしまいたいなんて気持ちにもなるんですか？
Pt：え？ まだ、そこまでは…でも、やはり家族のことを考えると…
（ここで患者は泣き出してしまう）
Dr：睡眠や食欲はいかがですか？
Pt：眠った気がしないし、食欲もありません。
Dr：元気が出ない状態、抑うつ状態ですね。クスリを出しますから、クスリの効果が出るまでは無理に頑張らないでください。必ず良くなりますから。

この患者に対しては、以下のような処方をした。
(1) Sulpiride（ドグマチールなど）(50mg) 3錠
　　Imipramine（トフラニールなど）(10mg) 3錠　　　分3, 食後
(2) Amitriptyline（トリプタノールなど）(25mg) 1錠
　　Etizolam（デパス）(0.5mg) 1錠　　　　　　　　分1, 就寝前

またリエゾン精神科医が毎回カンファレンスに参加し、現在の精神症状と治療の進展具合を報告し、支持の仕方や励まし方などについての助言を行った。

【解説－後半－】

　本症例は「脳血管障害後のうつ病」であった。脳血管障害後の精神症状の調査によれば，発症後6カ月から2年間のうちで，うつ病の合併率は30％前後（30～50％という報告もある）であると言われている。ここで，うつ病と言っている病態は，単に抑うつ的な状態というだけでなく，薬物療法が必要な場合を意味している。

　さて，その原因としては，まず心因性のものがあげられ，脳血管障害という疾患に罹ってしまったという心理的なショックや，その後遺症としてさまざまな制限が生じて，いわゆる「対象喪失」という意味合いが考えられる。つまり，身体機能の制限により仕事量が減ったり，社会的な役割が変化したり，家庭内での役割が変化したり，もしかしたら収入が減ずるという事態も考えられる。これらすべてが，何かを失うこと，すなわち「対象喪失」なのであるが，このようなエピソードの後には，失った対象を徐々にあきらめていく心理的な過程が続くが，この過程が順調に経過しないと心理的に破綻する可能性も高く，その具体的な症状が抑うつである。

　もうひとつのメカニズムは，脳器質性うつ病の場合であり，この時には脳内の神経化学的な反応として，脳内アミンが脳血管障害により減少あるいは欠乏することによって引き起こされると言われる（表9-1）。しかし，脳内病変がある場合には，うつ病に似た症状（思考や動作が緩慢，頭痛や他の身体症状）も加わることになり，うつ病と診断することが困難になることも多い。

　この「脳血管障害後のうつ病」は，普通のうつ病とは区別のつかない臨床症状を呈し，同じような臨床経過をたどるので，問診の仕方も特別なものはなく，向精神薬療法も特殊なものはない。

表 9-1　うつ病を引き起こす脳器質性疾患

1. 脳血管障害：脳出血，脳梗塞，慢性硬膜下血
2. 変性疾患：パーキンソン病，多発性硬化症，ハンチントン舞踏病
3. 脳腫瘍：原発性，転移性
4. てんかん：原発性，症候性
5. 頭部外傷

薬物に対する反応性も，通常のうつ病と同じであると言われている。
　本症例も，力動的な観点からのみ考察すれば，状況因性に発症した抑うつという理解ができたが，心理的な援助や配慮からは十分な改善が得られなかったために，結果的には生物学的な考え方の必要性が生じてきたと言える。リハビリテーション患者にみられる精神医学的諸問題を表 9-2 に示した。心理的・力動的にすべてが解明されるわけではなく，本症例のように薬物療法が必要なケース，あるいは薬物療法によって著しい効果が得られる場合もあるので，柔軟な対応が必要になってくる。

表 9-2　リハビリテーション患者の精神医学的諸問題

1. 障害の受容をめぐる問題：否認から現実検討に至るまでの心理過程が順調に遂行しないとさまざまな問題が現れる。
   (1) 否認：病気であることを認めないので治療に取り組めない。
   (2) 退行：わがままになったり子ども返りをする。
   (3) 行動化（問題行動）：無断離院や自己退院などをする。
   (4) 抑うつ：意欲が出ない。
2. 意欲低下の背景としてのうつ病：合併率は脊髄損傷の 10 〜 30%，脳血管障害の 30 〜 50%，頭部外傷の 25% 程度と言われている。
3. 自殺企図：うつ病が合併する場合，重篤な障害を残している場合などで生ずる。
4. 幻肢と幻肢痛：肢切断後にみられるが，その原因は明らかではない。
5. せん妄：特に急性期や，脳器質性疾患の場合にみられる。

【文献】
1) 才藤栄一・渡辺俊之・保坂　隆（編集）：リハビリテーション医療心理学キーワード．エヌ＆エヌ・パブリッシング，東京，1995．
2) 保坂　隆（編集）：現代のエスプリ：リハビリテーション心理学．至文堂，東京，1996．

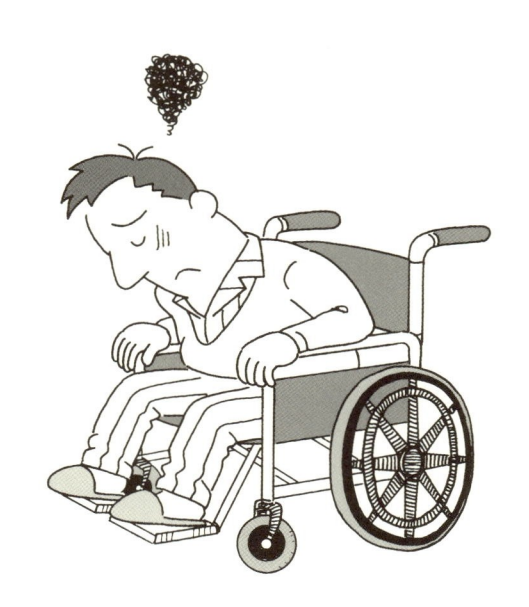

サイドメモ

薬 と 病 気

　一般的に,「病気になったら薬を飲む」という考えがある。これは正しいことだが,患者のなかには,「薬を飲んでいるから病気である」といった逆説的な思いが少なからずあることにも注意する必要がある。なぜなら,こうした考え方は,怠薬や治療の中断につながることがあるからである。

　糖尿病患者の会などで,「ひとりの患者が『私は2型糖尿病の患者ですが,運動と食事療法のみで血糖コントロールができています。まだ,服薬やインシュリンによる治療は受けていません』と言い,次の患者が,『私も2型糖尿病の患者です。私は,服薬はしていますが,まだ,インシュリンの治療は受けていません』と続く。そして3番目の患者が,『私はすでにインシュリン治療を受けています』と言ってうつむく」といった挨拶がかわされる場面をよく経験する。ここでは薬や注射が病状のバロメーターとして使われているのである。こうした発想は,容易に,「薬を使わなければ患者ではなくなる」という考えに変わり,怠薬の理由となることが少なくない。

　1型糖尿病の患者の場合でも,医師が生活上の必要に応じてインシュリンの単位を上げると,ひどく落ち込む患者が少なくない。患者にとっては,「必要な量」への関心より,薬が増量されたことへの敗北感の方が強く意識されるからである。ときに患者は自暴自棄となり,注射には応じるが,運動は全くしないというような形で,治療抵抗を示すことがあ

る。もちろん，こうした言動は，糖尿病の薬物療法が正しく理解されていないことに起因するものであるが，同時に，病気への否認機制が働いていることも少なくない。

　患者の中に，僅かでも治療抵抗が見られた場合，患者のもっている「薬へのイメージ」について問い，現実検討を促していくことが必要となる。多くの患者は，話すことによって，自分の中の不合理な考えに気づき，それを訂正することができるようになるものである。

事例検討④

〜治療の意欲低下の背景〜

【症例】
57歳の女性患者。 身長155cm　体重56kg
家族歴：父親−2型糖尿病
既往歴：特記すべきものなし
現病歴：52歳の時，職場の健康診断にて高血糖を指摘されたが，そのまま放置する。その後，55歳時に口渇と多尿・多飲を訴え受診となる。食後血糖462mg/dl，HbA1c 10.2％と指摘され，入院を勧められる。

入院中の経過は順調であり，食事（1日摂取カロリー1440kcal）・運動・薬物療法（ダオニール＜グリベンクラミド＞2.5mg錠を1日1回内服）にて，良好な血糖値が維持され，1カ月で退院となった。

その後の外来通院でも体重は52〜53kgに安定し，血糖コントロールも良好であったため服薬中止となった。しかし，この外来受診を最後に，通院も中断となった。

2年後，再び，口渇，多尿，多飲，倦怠感，手足のしびれ，視力低下を訴えて外来を受診となる。再診時の血糖536mg/dl，HbA1c 14.5％，体重59kgであり，2度目の教育入院となった。医師よりインシュリン療法を勧められ，ノボレット30R＜インシュリン＞30単位（朝16／夕14）が開始された。

続いて，看護スタッフによる自己注射の方法や薬剤師によるインシュリンの効果についての説明，低血糖発作への対応と予防について教育が行われた。患者は，その場では非常にまじめに聞き入っているようにみえたが，実際には，注射の時間が来ても，自ら

進んで射とうとはしなかった。また，糖尿病教室への参加にも，「前回受けてわかっているから」と拒否的であった。ときに隠れ食いが発見されることすらあった。

＜問題点＞

糖尿病患者の面接をしていると，症例のような患者に出会うことは少なくない。おそらく，スタッフ・ミーティングでは，各セクションがその対応に苦慮している様子が語られるであろう。そして結論として，「今度は，個人指導で糖尿病教育をしてみよう」か，あるいは「合併症への認識が足りないのだろうから，そのあたりをもう一度強調してみよう」ということになるのが常である。

しかし，それでも患者に行動変化が見られるのは，入院中だけであるか，入院中ですら治療への抵抗が続くことがあることは，糖尿病患者の治療に携わる者なら，経験的によく知っていることである。

＜対策＞

いったい何が足りないのか？　なぜ，この患者は，2度目の入院治療から，治療への強い抵抗を示すようになったのか？

医師の前では，ためらうことなくインスリン療法を受け入れたのに，実際の場面で非協力的なのはなぜなだろうか？これらの観点から，このケースを再評価することが必要となる。

＜患者との面接＞

看護スタッフ（以下，Ns）：今回の入院治療の方はどうですか？

糖尿病の治療は，日々の生活と密着しているので，かえってたいへんですよね。そこで，○○さんが治療をうまく続けていくために，私たちスタッフにも微力ながら何かお手伝いできることはないだろうかと考えていますが，良い知恵が浮かびません。それで，○○さんのことを少し教えていただきたいのですが…

患者(以下, Pt)：もう，大丈夫です。明日からちゃんと自分ですべてやりますから。それに，2度目の入院ですから良くわかっています。

Ns：1度目はかなり血糖のコントロールが良くなって退院されたと聞きましたが，何か秘訣があったのですか？

Pt：特別な秘訣なんてないよ。ただ何としても治したかったから，先生や看護婦さんの言う通りやっていたら，糖尿病が治ったんだよね。

Ns：治った？

Pt：そう，すっかり治ったんだよ。HbA1c も 5.7％になったしね。

Ns：それはすごい！ とっても嬉しかったでしょう。

Pt：嬉しいなんて程度のものではなかったわよ。命が助かったって感じよね。

Ns：命が助かった？

Pt：実は，私の父親は糖尿病で死んだんですよ。昔のことだから，全く治療していなくってね。でも，夜になるとよく足が痛いと言って，冷たい水につけていたのを，子供心に覚えているよ。

Ns：お父さんが…

Pt：私は父親が大好きだったから，そんな父親を奪った病気が許せなかったのよ。

Ns：許せなかった？

Pt：そう！ だから，最初の入院では，この病気を何がなんでもやっつけてやろうと必死になっていたのよ。
Ns：その時は，勝っていたんですよね。
Pt：そう，でも，なんか，治療がうまくいったら，もう病気のことは『なかったこと』にしたくなっちゃったのよね。運動や食事にも気を遣わずに，普通に生活したかったのよ。結果はこれだけどね…
Ns：今は，「どうせ負けてしまったんだから」と，少し投げやりな気分になっているのかしら？
Pt：そうなんだよね。ちゃんと自分でやらなければとはわかってはいるんだけどね。でも，今は完璧にやるエネルギーが出てこないのよ。
Ns：完璧にやろうと…？
Pt：だって，この病気は運動も，食事も，薬も，すべて自己管理をしていかなければならないでしょう。
Ns：今は，どれなら自己管理できそうかしら？
Pt：（思いがけない提案に驚いた様子を示しながら）食事や薬は人任せにできても，運動は自分でやるしかないからね。（笑）
Ns：今のお話で，○○さんの気持ちが少し理解できたように感じます。それに，とってもいい提案をしていただきました。ありがとうございました。今のことを，スタッフの話し合いの中で検討してみたいんですが，いいですか？
Pt：私のために，皆さんが話し合いをしてくれるんですか？
Ns：もちろんです。これからも，ひとりでがんばるのではなく，皆でよい知恵を出し合ってがんばっていきましょうよ。いえ，是非そうして欲しいんです。お願いします。
Pt：ありがとうございます。（涙ぐむ）

＜チーム・カンファレンスにて＞

上記の面接経過について，全スタッフに次のようなコメントをする。

(a) この患者には，敬愛する父親の命を奪った糖尿病に対する強い恐怖感が潜在している。

(b) 1回目の入院で，この恐怖感は克服されたが，同時に，「もう済んでしまった問題」と片づけられてしまった。2回目の入院では，この心理が尾を引いている。

(c) 完全壁と独立心の強いこの患者にとって，他人の力を借りながら治療を続けることは，自らの敗北感を認めるように感じられ，受け入れがたかったと思われる。

(d) 治療に抵抗を示す患者には，患者固有の，病気への思い入れや治療継続への心理的抵抗があることが多い。今回の面接は，これらを言葉として語らせることには成功したと思われる。

(e) 治療への抵抗が言葉にできれば（つまり意識化できれば），多くの場合，次のステップへ進むことができる。

(f) 次のステップとは，この患者の場合，糖尿病の治療は，さまざまな人の援助を借りながら，気長に気楽に続けるものであること，すべて自力で引き受けようとする気負いは必要ないことを伝えることであろう。

(g) 糖尿病治療の教育にとって，医学的な知識だけでなく，継続治療に対する自然体の姿勢を示すことも大切である。

＜療養目標の設定＞
　カンファレンスの結果，次のような療養目標が立てられた。
①運動は患者の自己管理で行う。
②注射時間は看護スタッフが呼びかける。
③栄養指導は一時中止とする。
　1週間単位で，これらの目標をクリアしていくことが，患者との間で合意され，運動・食事・薬物療法が再スタートした。患者は当初から，運動療法のみならず，注射の管理にも積極的な姿勢をみせるようになった。

・・・・・・・・・・・・・・・・・・・・・・・・・

　糖尿病の治療では，運動・食事療法を基本に，場合によって，薬物療法などが加わる。このように，治療には多方面からのアプローチが必要となる。
　従来の糖尿病に対する教育的アプローチも，ライフスタイルの変更を目指して多面的に実施され，糖尿病治療に多いに貢献してきた。各施設では，さまざまな工夫のもと，糖尿病教室や患者指導のためのプログラムが用意され，患者への病気や治療技術についての情報が提供されている。
　しかし一方で，糖尿病患者のみならず，慢性疾患患者が抱える心理的問題の多彩さと，その深刻さについての理解は，いまだ十分であるとは言えないこともまた事実である。
　患者の多くは，自分の病気のことであるにもかかわらず，本音で医療スタッフとディスカッションする機会が与えられていないのである。医療スタッフの呈示する選択肢は多くてふたつであることが多い。ひとつは常識的なものであり，もうひとつは，当然病気治療には不利益と思われるものであ

り，現実には後者を選択する余地などない。後者を選択すれば，すぐさま見捨てられるか，仮に見捨てられないまでも，厄介な患者としてのレッテルを貼られるであろうことは，誰にでも想像できるからである。

そのため患者は，とうてい無理な課題とわかっていても，常識的な選択肢を選ばなければならない。つまり，患者の側からみると，結論はあらかじめ決まっており，話し合いの余地など初めからないようなものなのである。こうした発想は，患者の思い込みによるところも大きいが，患者の心のうちに，こうした傾向があることもまた確かなことである。

病気を受け入れ，治療を継続させていくために本当に必要なことは，ふたつのうちのどちらを選ぶかではなく，患者自身がどうなりたいと願っているかというところを明らかにし，前向きな治療の方向へ導いて行くことではないだろうか。そこでは，患者自身が目標達成のために，今，何ができて，何ができないか，さらに何が行動の妨げになっているのかということについて，十分に話し合うことが必要となる。

さらに，今日の医療では，医師だけでなく，さまざまな職種がチームを組んで，最大限に治療効果を上げていくことが望まれている。これは，患者サイドに立った医療という意味でも必要なことである。各職種が専門性を発揮して，それぞれの立場からの知識を提供し，そして，診断と治療のための情報を相補的に呈示できたなら，治療効果はさらに大きくアップするであろう。

10. 燃えつき症候群(Burnout syndrome)

1. 日常用語としての燃えつき症候群

「燃えつき症候群」,「燃えつき」または「バーンナウト」は,日常的にもしばしば使われる言葉になった。若い看護スタッフ同士の会話の中でも「わたし今日から準夜・準夜・夜勤よぉ,もう燃えつきそうよ」とか「2交代制になったらもうバテバテよ。もう燃えつきちゃった」のような会話である。ここで使われている「燃えつき」とは,過労のあまりエネルギーが枯渇してしまったような状態,または枯渇してしまったかのように感じている状態をさしているようである。

一般社会の中では,もうちょっと深刻な感じで,中高年の会社員らが,自分の体力的な限界を省ず働きすぎたり,遊びすぎたりして,結果的に自分のエネルギーを使い果たしてしまった疲弊状態を意味することが多いようである。

さてもう一度,看護婦の場合に戻って考えてみよう。ここでは,実際のケースを紹介しながら,正しい意味での「燃えつき症候群」を考えてみたい。

2. 救命センター勤務のXさんの場合

　Xさんは看護婦になって8年目，救命センター勤務になってから2年目である。それまでが一般内科病棟だったから，「仕事はきつい」と思いながら1年が経った。性格的には几帳面で真面目だったため，救急場面での看護スタッフの役割や仕事内容についてはほぼ完璧に理解し会得するようになった。年齢的には20代後半であるが，ここにきて疲労が蓄積気味になり，一晩だけではなかなか疲れが取れなくなってしまった。いまの勤務体制は3交代制で，準夜勤や夜勤のシフトがつらく感じられるようになってきた。それにつれて十分な睡眠がとれなくなり，それによって疲労がますます蓄積されるという悪循環に陥るようになった。さらに，仕事上でも注意集中困難のためにミスをするようになり，頭痛・頭重感・焦燥感なども加わったために，精神科を受診した。診察室に入ったXさんは，開口一番，「燃えつきました」と言った。精神科医は診察の後で，病気について「神経衰弱」と説明した。

3. 神 経 衰 弱

　神経衰弱という用語は，病名というよりは状態像を意味するものであり，たとえば，感染症や極度の疲労や持続的なストレスの結果生ずる，「神経症性の精神障害全般」を意味している。

　その症状は，疲労感・焦燥感・注意集中困難を中心として，頭痛・頭重感・不眠・食欲不振・肩凝り・記憶力低下・下痢や便秘など，精神・身体に関するさまざまな症状を呈す。神経衰弱とは，いわば「心身の消耗状態」であり，「燃えつきた」という表現も決して

間違いではないことになる。

　治療的には十分な休養をすることが最も必要で，場合によっては，抗不安薬や睡眠導入剤を使用することもある。

4．熱傷センター勤務のＹさんの場合

　Ｙさんは小さい頃から看護婦である母親を見て育ったためか，看護婦になって人のためになりたいという理想をずっと持っていた。Ｙさんは一生懸命に勉強して，あこがれの看護婦になることができた。最初の勤務は救命センターであった。若いし，体力もあったし，何よりも夢にまで見た看護婦になることができ，Ｙさんは非常に充実した毎日を送っていた。1年後には，救命センターのなかにある熱傷センター勤務になった。この仕事もＹさんにとっては充実した仕事であり，生死の境をさまよっている重症熱傷患者さんが，自分たちが一生懸命やっている看護によって危機を脱して一般室に転室していくことに大きな喜びを感じていた。3交代勤務であることや，緊張する医療場面であることなどは，救命センター勤務当時と変わりなかったので，疲労感も特別に感ずることはなかった。

　しかし，ある日Ｙさんは，同僚と一緒に，救命センターから離れた本院にある食堂に行こうとして病院の玄関に向かって歩いていた。すると，玄関脇の芝生に，2週間前に熱傷センターから形成外科病棟に転室したＺさんが，形成外科病棟看護スタッフに連れられて車椅子に座りながら談笑している場面に遭遇した。Ｙさんは，そこに近づいて，「Ｚさん，お元気そうですね」と声をかけたところ，Ｚさんは「どうも」と怪訝な表情で挨拶するも，すぐに側にいるプライマリ・ナースと再び話し始めてしまった。Ｙさ

んは，同僚と一緒に食堂に向かい昼食を取りながらも，今起こったことを考えていた。「あれだけ一生懸命に看護した自分をZさんが忘れてしまうわけはない」と思っているうちに，自分とZさんの接点は，熱傷センター内だけであり，その時にいつも自分はガウンテクニックにマスクをして，目だけしか出ていないような格好をしていたことに思い至った。その日から，Yさんは今まで充実した気持ちでやっていた熱傷センターの仕事にふと疑問を感じ始めるようになった。「患者さんとの心の触れあい」とまではいかなくても，「人と人との触れあい」の好きだった自分が選んだ職業であるはずの看護婦—ところが，最先端の医療の場では，清潔・正確といった側面だけが求められ，人間性のようなものは否定されているんだと思うようになった。Yさんは，突然に「自分はなぜ看護婦になったんだろう」と思い悩むようになってしまった。

5. 燃えつき症候群

いわゆる「燃えつき症候群（Burnout（バーンナウト）syndrome）」は，日常用語である「burnout」すなわち「エネルギー，力，資源などが過度に消費されすり減ってしまう，あるいは疲弊してしまうこと」からつくられた言葉である。1970年代はじめの米国において，大きくふたつの観点から医学的な意味での「燃えつき症候群」について指摘があった。

そのひとつは精神分析医であるFreudenbergerによる指摘であり，彼は社会復帰施設に従事しているソーシャルワーカーらに観察される心身の消耗状態を「Burnout syndrome」と名づけた。一方，社会心理学者であるMaslachやPinesらは，社会心理学

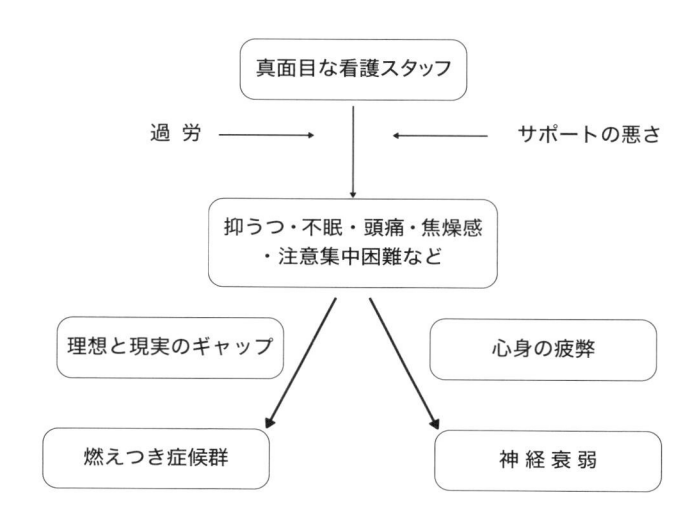

```
           ┌──────────────────┐
           │ 真面目な看護スタッフ │
           └──────────────────┘
  過 労 ──────→    ↓    ←────── サポートの悪さ
           ┌──────────────────┐
           │ 抑うつ・不眠・頭痛・焦燥感 │
           │ ・注意集中困難など      │
           └──────────────────┘
┌─────────────┐    ↙    ↘    ┌─────────────┐
│ 理想と現実のギャップ │              │ 心身の疲弊    │
└─────────────┘              └─────────────┘
┌─────────────┐              ┌─────────────┐
│ 燃えつき症候群   │              │ 神 経 衰 弱   │
└─────────────┘              └─────────────┘
```

図10-1　燃えつき症候群と神経衰弱

的な観点から大規模な調査を施行し，環境要因と個人要因との関係を重視しこの原因・症候・治療などを検討した。

　しかし，「Burnout syndrome」のように馴染みやすく，また現代社会の一側面を簡潔に表している用語は，一般用語化すればするほどその本来の意味が失われるようで，実際その定義は，研究者により少しずつ異なっている。すなわちPines & Aronsonらによれば「無力感や絶望感・情緒的緊張・否定的自己概念・仕事や人生あるいは周囲の人々に対する否定的態度などにより特徴づけられる身体的疲弊」を意味し，Freudenberger & Richelsonらによれば，「自ら最善と確信してきた方法で打ち込んできた仕事・生き方・対人関係などが，全くの期待はずれに終わることにより惹起される疲弊あるいは欲求不満の状態」を表している。さらに

Edelwich & Brodski らによれば,「仕事や職場環境の結果, 理想・エネルギー・目的・関心などが徐々に失われていく状態」を意味し, Maslach によれば「長期間にわたり他人を援助する過程で, 心的エネルギーが絶えず過大に要求された結果として生ずる, 極度の心身の疲労と感情の枯渇を主とした症候群であり, 自己卑下・仕事嫌悪のほか他人への思い遣りが欠如した状態がみられるもの」と定義されている。

このように, その定義は研究者により若干の差異がみられるものの,「燃えつき症候群」が呈している症状は心身の疲弊状態という点では共通し, 具体的な臨床症状は, 精神症状としては不安・イライラ・悲哀・自己卑下・無力感などであり, 身体症状としては頭痛・頭重・腰痛・不眠などがあげられる。しかしこれらの症状は「燃えつき症候群」に特異的な症状であるわけではなく, 軽症うつ病や抑うつ状態や, 先ほどのXさんのような「神経衰弱」のそれときわめて類似していることがわかる。

この用語を初めて用いた Freudenberger は, 若く理想主義に燃え, ボランティアとして働いているソーシャルワーカーが抑うつ的あるいは無感動になったりする状態を特別に「燃えつき症候群」と呼んだわけであるが, その後この状態が看護スタッフにも顕著にみられることが指摘され, 70年代後半から80年代前半にかけて多くの論文や研究が発表され, すぐさまわが国にも取り込まれ普及していった。

看護スタッフの「燃えつき症候群」は経験年数3年目にしばしばみられると言われる。つまり, 新人看護スタッフが勤務し始めたばかりの時期に疲労感・疎外感・無感動・欲求不満などを自覚することは, あくまでも現実に遭遇したときのショック(リアリティ・ショック)に過ぎず,「燃えつき症候群」はその時期を脱し

て一人前の看護スタッフとして働き始めた頃に生ずるわけなのである。

　また，看護スタッフという職種には，理想と現実のギャップに直面させられたり，専門職として主体的に判断して行動することが妨げられたりする必然性があり，それが自己像や自尊感情を歪めて「燃えつき症候群」を引き起こすようである。一方，長時間にわたる仕事，自立性を欠く仕事，正当に評価されない仕事，不明瞭な役割分担を生み出す仕事，過重でしかも一定時間内に終えなければならない仕事，達成感が得られず無力体験にしか繋がらない仕事などのストレスも，看護スタッフの業務と最も関係があるともいえる。

　以上述べたように，「燃えつき症候群」は厳密な意味では対人関係が重視される職種，特に医療従事者に典型的に見られるもので，長期間にわたり他人を援助する過程で心的エネルギーが過度に要求される反面で，評価されたり達成感が得られることが少なく，結果的に心身の疲労・無力感・自己卑下・引きこもりなどを中心とした抑うつ状態を呈した症候群なのである。

サイドメモ

ストレスを緩和させる

看護スタッフのストレスへの対策その1：
個人のストレス・マネジメント

1. ストレス状態であることに気づかせる

ストレス・マネジメントの第1歩は，自分自身がストレス状態に陥っている，または陥りそうな状況にあることに気づかせることである。

2. 自分の対処様式を分析させる

私たちは日夜さまざまな出来事に遭遇し，それに対して，無意識的に「自分流のやり方」で対応し処理している。この「自分流のやり方」はコーピング・スタイル（coping style，対処様式）と呼ばれる。つまり，対策の第2段階では，この自分流の対処様式を分析する必要がある。

コーピング・スタイルは，本来，目の前の出来事や問題の種類によって柔軟に変化・修正されることが理想であるが，個人の特徴を示すように，やはりその人によって，「よく使われるやり方」というものがある。たとえば，どのような問題に対しても，積極的に立ち向かうことしかできない人がいる。スランプ状況にあっても休憩することはせず，むしろ通常より，より一層努力することによって解決しようとするタイプである。しかし，この方法が続くと，いずれ対処不能な状況が訪れる。すなわち大病をしたり，最悪の場合，突然死などということにもなりかねない。

では，他者依存的な人，つまり，いつも人に相談してばか

りいる人の場合はどうだろうか。この場合，そばに相談できる人がいなくなったり，その人にも解決できないような問題が生じたりした場面では，やはり対処不能となる。さらに，回避型の対処パターンではどうだろうか。すなわち，いつも問題を回避して，ほとぼりの冷めるのを待つタイプである。この場合も，仮にストレッサーが長く続くような状況では，結局「引きこもり」状態から脱出することができなくなる。

　このような自分流のコーピング・スタイルを分析し，臨機応変に対処の仕方を変えていくことは，「燃えつき状態」を予防する方法，あるいは，それへの対策となる。

3. 気分転換を図らせる

　ストレスの発散には「気分転換」が有効であることは，日常しばしば経験していることである。

4. 職場以外へ出ていく

　気分転換のさらに積極的な形としては，ストレスの源である職場から離れた場所へ出ていく方法が考えられる。旅行やハイキングなどは，一時的ではあるが，よい気分転換の方法となる。経済的なことも考えながらぜひとも楽しみたいものである。

　「職場以外へ出ていく」という言葉には，心理的にも職場から離れるという意味がある。その意味では，たとえば，趣味に没頭することも「積極的なストレス発散方法」と言える。

5. 有酸素運動を勧める

　スポーツはかなり理想的なストレス発散方法となるる。この場合のスポーツや運動とは，酸素を十分に取り込むような種類の，いわば「有酸素運動（エアロビック・エクササイズ）」

でなければならない。エアロビックとは，酸素を取り込む運動，たとえば，ジョギングや水泳などのすべての運動を指す。

6. リラクセーション・テクニックを習得させる

不安や緊張を軽減する方法は「リラクセーション・テクニック」と呼ばれるが，この方法には，自律訓練・自己催眠・バイオフィードバック・漸進的筋弛緩法（Progressive muscle relaxation）などがある。

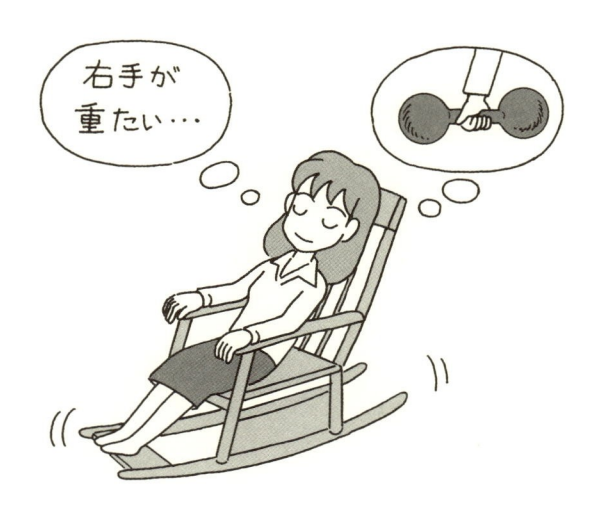

看護スタッフのストレスへの対策その２：
職場のストレス・マネジメント

1. 勤務条件などの修正

　勤務構造や給料のような，いわばハード面の修正は病院長や経営者サイドでの検討を期待しなければならない。たとえば，看護スタッフの人員不足に対しては，確かに，その数を増やすことが最優先される。勤務条件などの変更が現実的には無理な場合であっても，病院管理者との間に入る上司（婦長や主任）が，管理者側に立って話を聞くのか，看護スタッフ側に立つのかによっても，ストレスの発生や軽減にかなりの影響がでてくる。

2. パーソナル・スペース

　ストレスや疲労を貯めこまないように，十分な休憩がとれるラウンジや仮眠室の完備は，ぜひ経営者側にも考えてもらいたいものである。休憩時間には，患者やその家族の目や耳を気にしないでゲラゲラ笑ったり，大声で愚痴を言い合ったりする空間がぜひとも欲しいものである。

　また，文字通り，パーソナル・スペース，つまり個人だけのスペースがあるのもストレス軽減には非常に役立つ。ひとりになれる部屋があるのは理想的であるが，ロッカーや，個人用の引き出しがあるのもプライバシーが守られ，気分的にもホッとするものである。

3. ピア・グループの集まり

　ピア・グループとは「仲良しグループ」のことである。仲良しグループでお酒を飲みにいったり，誰かの部屋でおしゃ

べりしたり，休日にハイキングや旅行に行ったりすることはストレスの発散になる。

また，別の見方をすると，この仲良しグループやその集まりは，「ソーシャル・サポート（social support）」とか，「ソーシャル・ネットワーク（social network）」の核になる。

4．内的満足感

燃えつき症候群とは，単なるオーバーワークではない。その基底には，理想とのギャップから生ずる幻滅とか不満足感がある。そのため，その予防には，「内的満足感」が得られるようなシステム作りが必要となってくる。簡単にいえば，「ああ看護婦になってよかった」とか，「仕事は難しいけど，今は仕事をするのが楽しい」と実感することである。そのためには，まず知識や技術が向上するように教育体制が整っていることが前提となる。たとえば，勤務時間内に講演が聞けたり，新しい医療機器の説明会に参加できたりするような体制である。

また，学会出張や院外研修への参加も奨励されなければならない。他の病院の看護スタッフたちの研究や臨床を見聞することは，刺激になるだけでなく，実際，日常臨床にも役立つ。そして，何よりもプロフェッショナルだという意識や，健康的な自己愛を植えつけることができる。さらに，時には外部からの講師を招いたりすることも必要である。

5．情緒的ミーティング

仲良しグループでの集まりでは，インフォーマルな形にせよ情緒的な発散やカタルシス（浄化）ができる。一方，フォーマルな形の勉強会や症例検討会では，内的な満足感は得られ

るが，情緒的な交流や個人的な話はできない。
　そこで，ここではフォーマルな形式をとりながら，しかも情緒的な交流や発散ができるミーティングを提案したい。
　このミーティングでは，仕事上の悩みや辛さ，さらに葛藤的な状況などがテーマとなる。この場合，誰から話し始めてもかまわないが，話し始めることに抵抗があるようであれば，あらかじめ順番を決めておくこともひとつの方法である。あるいは，「最近，感じていること」など，テーマが決まっているといくぶん緊張が緩和されるものである。そこでは，「私も同じように感じたことがある」といった追加的な内容も可能であり，「私は，そうは思わない」と反対意見も出るであろう。または，「そんな時，私はこうやって克服した」と体験談が話されることもあるだろう。
　しかし，ここでは，一定のルールも設定される。会の開始時間と終了時間の決定や，会の終了後，個人的なレベルで話を継続しないことなどがそれにあたる。つまり，こうしたルールがある部分が，「フォーマル」ということになる。

11. 家族への援助

　身体疾患患者はさまざまな情緒状態にあるが，患者の家族もまた同様である。しかし，わが国の日常的な医療のなかでは，患者の家族への援助という視点はまったく欠落している。そこでまず，「医療における家族の役割」を明確にし，看護スタッフに期待される「家族へのアプローチの仕方」について説明する。

1. 医療における家族の役割

　医療における家族の役割を考える際には，がん診療において特徴的なモデルが見られるので，本章では，主としてがん診療における家族の役割について説明していく。もちろん，他の急性・慢性の患者の家族の場合でも同様のことが言える。

　身体の不調を訴え病院を受診し精密検査を受ける患者は，ある年齢以上ならばほとんどすべてが，がんのことを心のどこかで心配していると言っても過言ではない。そして，不幸にしてがんが見つかり，医師からそれを伝えられた場合には「ああ，やっぱり」と思うことが多いが，平静を保っていられるわけはない。このような，がん患者の心理というと必ずと言っていいほどキュブラー・ロス（Kübler-Ross）の段階的な心理が引用されることになるが，告知の時期からの心理を理解する場合には，危機モデル

や,対象喪失と悲哀の仕事からの理解のほうがわかりやすい。これらのモデルについては,第2章・第3章で述べた。

わが国のがん診療の場では,患者本人に病名を告知するかどうかについては担当の医師の判断にまかされているのが現状である。がんの種類や進行度によっても異なるだろうが,現在の告知率は29％とも言われている。がんの告知率が高まらない背景にはいろいろなことが考えられる。家族が「患者が可哀想だから」と希望することもあるし,患者が絶望的になって自殺でもしかねないという不安から告知しない医師もいる。最近では,患者のために精神的なサポートが必要であると思い,実際に精神科に依頼してくる医師は多くなってきたが,家族にまで配慮する主治医は依然として少ない。

経験的に言えば,患者のサポートという精神科依頼があり,精神科的な関与の過程で,家族へのサポートが必要であることがわかるケースのほうがはるかに多い。しかし,実際に精神科依頼されるケースは,がん患者のほんの一部に過ぎないのである。だからこそ,現実には,患者や家族にとって最も身近にいる看護スタッフに期待が高まるのである。

がん患者の家族への精神療法的なアプローチを考える際には,その家族が,がん診療のなかでどのような役割を期待されているのかをまず明らかにしておく必要がある。具体的には,家族は,身近な者が重篤な疾患に罹患したことで「やがてはこの大切な人を失ってしまうかもしれない」と思っているわけである。つまり,自らが傷つきやすい存在であり,むしろ精神療法的な関わりを必要としている「患者の立場」にいるのである。しかしその一方で,患者を励ましたり元気づけたりするような精神療法的な関わりをする,いわば「治療者的な役割」も期待されているのである（表11-1）。

表 11-1　医療における家族の役割

1. 自らが精神療法を必要としている患者
2. がん患者に対して精神療法を行う治療者

2. 患者としての家族への精神療法

　家族の病気を告知された直後の家族の反応についてはあまり研究されていない。一般には，患者と同じような「衝撃」の段階を迎えるが，患者本人と比べると，はるかに短時間で通過していくように見える。その背景には，第3章でも触れたように，患者自身の危機の方がはるかにシビアなために，「今，わたしが頑張らなければ」という機制が強く働くためではないかと考えられている。つまり，家族は混乱の時期を早々に通過しているかのように見えるが，かなり緊張しながら頑張っているといった見方をしていく必要がある。そのため，この時期の危機介入としては，「まだこれから長い期間，患者さんを支えていかなければなりませんから，今からそんなに緊張していないでいいんですよ」という支持が必要になってくる。このような支持は，家族を傷つきやすい患者としてみているのと同時に，患者への精神療法を行う者といった両方の役割に共通した関与の仕方である。これは「支持的精神療法 (supportive psychotherapy)」と言われるものである。

　次に必要な危機介入の方法は「問題解決技法 (problem-solving technique)」である。問題解決技法とは，実際に生じた問題，たとえば手術に際しての付き添いの仕方や，体位変換の仕方や，痰の喀出の仕方などを教えたり，医療ソーシャル・ワーカーや公的資源・社会的資源の利用の仕方を教えたりすることである。これは看護スタッフがごく日常的に行っている治療的関わりであり，

「問題解決技法」というアプローチを行っているんだという意識が大切である。

さらに家族への危機介入の方法として,「認知療法 (cognitive therapy) 的アプローチ」もある。これは,たとえば患者の家族が主治医からの説明を聞いた後に「がんだからもう死んでしまう」という認知を示し,そのために不安や抑うつが生ずるような場合に,その認知・考え方そのものに対する介入のことである。このような認知は,がんの臨床ではしばしば見かけるものであるが,がんが日本人の死因の第1位を占めていること,がんには耐えがたい痛みが伴うことが多いと思われていること,などから自動的に考えてしまうことなのであろう。しかし,がん治療はまさに日進月歩どころか,毎日毎日新しい技術が改良されたりする領域であり,古い常識や固定観念は真っ先に修正されなければいけない領域なのである。もちろん,このようながん患者や家族を支持したり認知療法的なアプローチをする者は,この領域の最新の治療法などを熟知していなければならないことになるが,その意味でも,看護スタッフは理想的な職種である。

3. 治療者としての家族への精神療法

家族は,患者を励ましたり心の支えになることも期待されている。そのために,「まだこれから長い期間,患者さんを支えていかなければなりませんから,今からそんなに緊張していないでいいんですよ」という支持が必要になってくることはすでに述べた。このような介入は「支持的精神療法」であり,家族の緊張を緩和する目的と同時に,患者を支えていく役割があることを明確化している。だから,たとえば「これからは私たちと一緒に患者さん

を情緒的に支えていきましょう」などと，わかりやすい説明をすることも大切である。その意味でも，看護スタッフはごく自然に家族に対応できるポジションにあると思われる。

　さて，患者自身は「衝撃」の段階を経てからも，悲哀の仕事を遂行していく過程でさまざまな情緒状態を体験するが，家族はその部分を支えていくことになる。患者自身は家族に八つ当たりすることもあるだろうし，絶望的な心情を吐露することもあるだろうから，家族は患者の言動に合わせて対応していかなければならない。しかし，この八つ当たりが，患者が体験している「怒り」の表れであり，現実の家族に対する怒りとは異なることを教えないと，家族は必要以上に落ち込んでしまうし，その後の家族関係にマイナスの影響を与えかねない。

　また，落ち込んでいるはずなのに，急に明るくなったりすることが「躁的防衛」であることを知らないと，家族のほうが振り回されてしまう可能性も出てくる。さらには，病気のことを忘れてしまったかのような言動があったとしても，それが「否認機制」であることを知っているのといないのでは，その対応は異なってくる。そこで，治療者としての家族に対して，悲哀の仕事のそれぞれについて説明したり，その際の具体的な対応の仕方を教えることが，患者への精神療法的アプローチに有益である。このような介入は，「教育的介入 (educational intervention)」といわれる。やはり身近にいる看護スタッフが理想的なポジションにいることは言うまでもない。

4. グリーフ・ワーク

　がん患者の経過のなかで，不幸なことにどうしても治癒が困難

表 11-2　病的な悲嘆反応 (Lindeman)

第1群：遅れて生じた悲嘆反応
第2群：歪曲した悲嘆反応
・故人の病状と似た症状の出現
・故人の死に近接した身体疾患・心身症の発症
・社会的孤立の持続や，付き合いの変化
・故人の死に関係した特定の人への敵意
・分裂病様の固い形式的な行動
・社会的な交流様式の変化の持続
・自らの社会的立場や経済状況に対する不利な行動
・焦燥感を伴ったうつ病

であることがわかった時には，改めてその事実を患者に伝えることは少ないか，伝えられても患者は再発・転移のことをその言葉のままには認知しないことが多い。しかし，患者の家族は「とうとう来るべき時が来た」という受けとめ方をして，もはや否認機制を使うことは少ない。「この人を亡くしたらさぞや淋しいだろうなあ」と患者の死を予期して改めてしみじみした気分になり悲しむことは「予期悲嘆 (anticipatory grief)」と呼ばれる。ここで，家族が十分な予期悲嘆を体験することは，実際に患者を亡くしたあとで，病的な悲嘆反応を予防するのに役立つと言われる。

　病的な悲嘆反応についてはリンデマン (Lindeman, E.)[1]によると，表11-2のように分類されている。

　そして，残された家族の悲嘆反応を支えていくことがグリーフ・ワーク (grief work) と呼ばれるものである。このようなグリーフ・ワークは，ホスピスや緩和ケア病棟などで意欲的に行われていたり，特別な団体やプログラムによって行われることはあるが，一般臨床の場ではまったく関知されない領域ではある。

　しかし，大切な人を亡くしたあと1年間は，精神疾患や身体疾

患に罹患する率が高くなったり死亡率が有意に高くなる時期であることが複数の研究で報告されてきているため，その意味でも，この時期の遺族には情緒的なサポートが必要である。グリーフ・ワークの遂行を援助する方法，すなわちグリーフ・カウンセリングの原則[2]を記す（表11-3）。

表11-3　グリーフ・カウンセリングの原則

1. 現実検討させる
   具体的には，いつ・どこで・どんなふうに亡くなったのかを質問し，喪失体験を話させる。これには3カ月間くらいの時間が必要だとも言われている。
2. 感情を認知させ表現させる
   悲しみが主テーマであるが，怒り・罪悪感・不安・無力感などが問題になることも多い。
3. 実生活上の援助をする
   死別によって生ずる役割の変化などに適応できるように援助する。
4. 情緒的リロケーションを促進する
   亡くした家族に向けていた情緒的なエネルギーを他の対象に向けるよう援助する。
5. 悲哀の作業のために時間的猶予を与える
   死別後3カ月目・1年目には会う機会をつくる
6. 「正常な」行動であるという解釈を与える
   死別後さまざまな情緒状態や行動がみられるだろうが，そのほとんどが正常な反応であることを説明する。
7. 個人差があることを認める
   死別後の心理過程は人によってさまざまであり，外から見える行動も一律ではないことを前提とすべきである。
8. 心理的援助は継続すべきである
   死別後少なくとも1年間くらいは援助すべきであり，必要なら自助グループを紹介する。
9. 心理的防衛機制や対処様式を分析する
   死別の悲しみをどのように処理しているのかを分析し，酒やクスリで処理しているようなら修正していかなければならない。
10. 病的な悲哀反応を見つけたら専門医を紹介する

また,より具体的な援助の仕方は,「第3章3.悲哀のケア」に示した。

　がん患者のQOLや精神療法が話題にされるようになったのは最近のことであり,家族への情緒的な支援になってくると,従来,医療の枠のなかで考えられることはまずなかった。しかし,がん患者自身に精神療法的なアプローチをしていると,どうしても共同治療者としての家族の助けが必要になってくることが多い。また,家族と接していると,がん患者以上に情緒的に混乱していることに気づくことが多い。いずれにしても,がん患者への精神療法と,家族への精神療法は相補的なものである。医療者がこの点に気づかないときには,「私よりも妻のほうを支えてあげて下さい」という具合に,がん患者自身が指摘してくれることがある。

【文献】

1) Lindeman, E.: Symptomatology and management of acute grief. Am J Psychiatry 101:141-148, 1944.
2) Worden, JW.: Grief counseling and grief therapy - A handbook for the mental health practitioner. Springer, New York, 1991.

第II部
看護スタッフによる精神療法

12. 精神療法

　本書では「精神療法」という用語に統一しているが，心理療法も精神療法とほぼ同義語として用いられている。本書は看護のために必要で，かつ実践的な精神療法についての説明を目標としているため，ここでは精神療法の定義を「主として患者の心を介する治療方法」とする。

　わが国の臨床家の間では「ムンテラ Mund-Therapie」という和製ドイツ語が日常的に使用されている。良好な患者−医師関係を前提として暗示や支持，あるいは薬剤のプラセボ効果を強めるという意味での治療という意味がある。しかし，実際には「口頭での治療」というだけでなく，患者や家族に対して病気や治療法の説明をする場合に多く用いられているようである。今日的に言えば，インフォームド・コンセントを得る作業を円滑に行なうための手段や技術とでも言うのだろうが，一般には，精神療法は以下のように分類されている。

　1. 支持的精神療法
　2. 洞察療法
　3. カウンセリング
　4. 認知療法

　このうち，看護スタッフが最も習得すべきテクニックは「支持的精神療法」である。

1. 支持的精神療法

　患者の無意識的な葛藤や人格の問題には深く入りこまない精神療法であり，精神科以外の科においても日常的，一般的に行われているものである。たとえば，入院後や新しい治療への導入の際に困惑している患者に対して，現在の状況をわかりやすく「説明」したり，必要以上に感じている不安を和らげるように「説得」したり「保証」したりするのが支持的精神療法である。引っ込み思案になっている患者を「勇気づけ」たり，落ちこみがちな患者を「励まし」たり「元気づける」のもその例である。さらに，場合によっては「暗示」を使うこともある。要は，患者の目前にある不安や危機を回避させ，できるかぎり早く現実状況に適応させるために行われる心理的アプローチをすべて支持的精神療法というのである。

　支持的精神療法とは，厳密には治療者側からの行為のことをいうが，患者が抑えていた感情を発散させることも結果的には患者の健康的な部分への支持につながる。簡単に言えば，暖かく受容的な態度で，患者の話を傾聴し，特に情緒的な発散を促していく方法である。これは「カタルシス（浄化）」とも呼ばれるが，「表現法」といって，支持的精神療法とは分ける分類法もある。

　支持的精神療法は一般の臨床や看護の場でも日常的に用いられているわけであるが，そのような場合あえて「支持的精神療法」という用語を使う必要はない。むしろ，「支持的に接する」とか「受容的な態度で…」という使い方ができればよいと思われる。以下にさらに詳しく説明する。

(1) 支持的精神療法の要素

傾聴 傾聴とは相手の言うことを，落ち着いてプライバシーの守られるような雰囲気の中で聴いていくものである。この時，患者や家族は，涙を流しながら話すことが多い。話は自発的に進むこともあるが，沈黙や流涙をはさみながら話すこともある。もちろん論理的でない話であったり，事実関係や時間的な面で矛盾したりすることもあるが，この時，わざわざ質問してまで正確な情報を得る必要はない。最終的に患者や家族が「話せてほっとした」，「話ができて気が楽になった」と感じたなら，それで目標は達せられたことになる。この時の現象が「カタルシス（浄化）」といわれるものである。

受容 受容とは，患者が医療スタッフに，批判されずに受け容れられた感覚を体験することである。別の言い方をすると「わかってもらった」という体験のことである。これは孤独を感じている患者のケアとして有効な働きかけとなる。がん患者の中には，病気を告知された後で「ひとりぼっち」になったような感覚を抱く人も少なくないため，効果的なスキルとなる。患者の話は，無批判で聴くことが大切であり，ときに「今言ったことは○○のようなことですか」という確認の仕方は，患者の心の整理に役立つことが多い。

保証 保証とは，患者や家族が「大丈夫なんだ」と安心を感じられるようになるためのアプローチである。「あの先生は手術が上手よ」といった話しかけも，この「保証」となる。

説明 説明とは，文字通り病気や検査や副作用について，患者にわかりやすく伝えることである。医師はこれらについて患者に説明をし，さらに質問の機会も与えるものだが，いくつかの理由により，患者やその家族は，主治医には質問できないことも多い

ようである。その理由はまず,「否認」という防衛機制により患者や家族の心のなかに現れる,「真実を聞くことの怖さ」がある。第2の理由は,一般に「医師は忙しいもの」という認識があるため,患者や家族も質問への遠慮を感じるためである。また人は,突然,重大な局面に遭遇する際「危機的状態」といって,唖然としてしまう時間がある。これが第三の理由となる。つまり,何をどう質問してよいのかわからなくなるからである。

このように,その場で医師に質問ができないような場合には,別の日に改めて質問することもあるが,コメディカル・スタッフに訊いてくることも決して少なくない。患者や家族は,同じ病院のスタッフであれば主治医と同じ情報をもっていると感じるようである。可能な範囲で説明をし,安心感を与えたいものである。

問題解決 問題解決とは,日常的に遭遇する問題点について,患者や家族が質問する時に,「それは○○で訊くといい」,「それは□□で,手に入る」というように具体的に返事をすることである。患者や家族にとって,現実的な生活に即座に役立つように援助していくスキルである。

励まし 励ましも大切な支持的精神療法のひとつである。「この事態を皆で乗り越えていきましょう」とか,「×日にまたお話しましょう」などの言葉が励ましになる。

このように,支持的精神療法は,私たちが日常的に行っているものである。これらの技術を,患者の立場,患者の気持ちに共感しながら使っていくことは,患者や家族とのよりよいコミュニケーションのために有効なスキルとなる。

(2) 支持的精神療法のテクニック
● カタルシスのために適切な場とタイミングをつくる:中立的・

受容的に，言い換えれば偏見を持たず暖かいムードで患者の言うことを静かに聴き，特に鬱積した否定的な感情を発散できるようにする。聴くときには「はい」・「よくわかります」・「それから…」などと相づちを打ったり，患者の言葉を繰り返したりして「…という気持ちだったんですね」とか「…だったんですね」と，患者の感情を理解し受容していることを言語化することも必要である。

- 暗示をさりげなく利用する：「この症状が消えますよ」・「よくなっていきますよ」という言葉を押しつけるようにではなく，換言すれば，良くならなくても患者が罪悪感をもつことがないように暗示を使うべきである。しかし，まったく薬効がないクスリを使用しながら「痛みが無くなりますよ」というのは，あまり人道的とは言えない。

- 良いことを奨励し誉める：患者の行動面での良いことや，一生懸命努力していることは即座に誉めるべきである。若い看護スタッフが年配の患者を奨励したり誉めたりすることに抵抗感や躊躇する場合があるかもしれないが，われわれはあくまでも医療という枠のなかでのロール・プレーを一時的に行なっているのである。

- 順応性を高めることを目標にする：支持的精神療法とは，あくまでも患者が医療という現実のなかで順応するのを助けるためのものである。そのためには，必要なら忠告，指導，あるいは禁止することが必要になるときもある。さらに場合によっては，知性化・合理化・抑制・反動形成・および否認などの心理的防衛機制を強化させることが有効なこともある。現実的な問

題の解決に助力することもあるが，後述するカウンセリングと区別がつかなくなる。

- 時には明確化が必要である：医療行為にマイナスになるような患者の無意識的な行動があった場合，それを指摘して前意識レベルのことを気づかせることが必要なときもある。たとえば，主治医の言葉や指示とは正反対のことばかりを患者がしようとしている場合，それを「ダメですよ」と注意すると患者がさらに反抗的になってしまうこともあるので，「…さんは…先生が言うこととは正反対のことばかりするんですね」と指摘（明確化）するだけのほうが，患者の自尊心を傷つけない方法であることもある。

- 退行現象は自然なことであると説明する：上記とも関係するが，生命が脅かされるかもしれない医療のなかでは，無意識的な行動や不可思議な感情が表れることが多い。これらは退行現象であり，患者によってはこれらを恥ずかしいことだと思い，緊張感のようなものを強めてしまい情緒的な交流にブレーキがかかることもあるので，退行が自然なものであり，恥ずかしいものではないことを説明する必要がある。しかし，だからと言って，退行現象を助長してもいけない。あくまでも，患者の自立を促すアプローチであることを銘記すべきである。

- 批判しないし，説教もしない：説明したり問題解決に助力したりすることが必要なこともあるが，決して，批判や説教的なところがあってはならない。医療という枠の中だけの援助であり，それ以上でも以下でもない。

サイドメモ

カタルシス

　フロイト (Freud, S.) は，当時ウイーンの精神科医ブロイエル (Breuer, J.) とともにヒステリー患者の治療法を探求し，カタルシス (catharsis)—すべて口に出して言うことによる治療—の効果を見いだした。彼らは，通称，O. アンナといわれる21歳のユダヤ系女性の治療に当たっていた。彼女は，コップから水を飲むことができないという症状に悩んでいた。ある時，催眠療法の中で，彼女が嫌悪を感じていた昔の家庭教師が，犬にコップから水を与えていた光景をありありと語った。そして，その後，彼女の症状は劇的に消失していった。さらに，これに類似した現象がくり返され，アンナ自ら，これらの治療をトーキングキュアー（談話治療），あるいはチムニースピーキング（煙突掃除）と称していたが，ブロイエルはこれを，カタルシス（浄化）と名付けた。

　つまり，カタルシスとは，さまざまな感情・情動の発散を示す現象であり，これがもたらす治療的効果に注目したのである。患者が無意識の中に抑圧してしまった嫌悪感や罪悪感などのネガティブな感情を言語化することにより，感情が解放される，つまり浄化されるのである。ここでは，無意識の観念は意識の観念と相互に作用しあい，それが行動に大きな影響を及ぼしていると考える。

　われわれが日常場面で経験する「話せてすっきりした」，「気が楽になった」と感じるようなものもこのカタルシスの効果に他ならない。

サイドメモ

「私はもうダメ？」に対して

　ターミナルケアに従事する医師や看護スタッフに対して柏木らが行った調査によれば、「私はもうダメなのでしょうか？」という患者の問いかけに対していくつかの答え方があるという。
　① 「そんなこと言わないで、もっと頑張りなさいよ」と励ます。
　② 「そんなこと心配しなくていいんですよ」と答える。
　③ 「どうしてそんな気持ちになるんですか？」と訊き返す。
　④ 「これだけ痛みがあると、そんな気持ちになるわね」と同情を示す。
　⑤ 「もうダメなんだな…と、そんな気がするんですね」と返す。

　これらの対応の仕方は、①励まし型、②説得型、③調査型、④支持型、⑤理解型と名付けることができるが、医師では励まし型が、看護スタッフでは調査型が多いと言われている。

　実際問題として体がだるく食欲もなく、希望もないように感ずるくらいの時期には、励まされても説得されてもかえってつらくなってしまうのではないだろうか。この時に、支持型や理解型の受け答えができると良いと思うのだが…。

サイドメモ

暗示の用い方

　暗示は，催眠療法の時だけでなく，一般臨床の際にも有効であるし，非意図的にはしばしば用いられている。不安発作のケースを例にすると，「さあ，もう大丈夫です。これからはこのような発作はないはずです！」と言われたほうが，「今回はおさまりましたが，これからのことは何とも言えないですね」と言われるよりも安心するし，不安発作の予防効果もあるはずである。実際には今後ぜったいに不安発作が起こらないとは言い切れないし，「わからない」と答えたほうが真実に近いと思われても，臨床ではこのような暗示は日常的に使われているわけである。

　また，軽い安定剤を処方する際に，あえて「これは軽い安定剤ですから」と言わずに，「このクスリをのめばよく眠れますよ」と言った場合には安定剤の睡眠導入作用が強まることになるが，これも暗示である。

　一般には，「…になります」「…になるはずです」「…になってきます」という言葉には暗示的な効果がある。実際の催眠導入の際にも，「だんだんいい気持ちになってきます」とか「だんだん眠くなってきます」とか，もっと断定的・指示的に「体がうしろに倒れます」と言うことが多い。一般臨床でもこのような言葉をうまく使いたいものである。

2. 洞察療法

　患者の無意識的な葛藤や、人格の問題を扱う精神療法のタイプである。洞察とは、無意識な事柄のために気づきにくかったことが、治療者との転移や解釈によって意識化されたり言語化されたりする過程のことである。洞察療法とは、まさにこの洞察によって新しい見方や考え方が獲得されていく精神療法のことである。最も典型的なものが精神分析療法である。この方法では週に何回、1回1時間という具合にあらかじめ契約をして始められる。「頭に浮かんだことを何でも話して」と指示されて患者は心のなかを語っていくが、やがて生じてくる「抵抗」や、治療者に向けた「転移」を「解釈」されながら治療が進められていく。そして、「玉葱の皮を剥いでいく」ように、より深層の心のレベルが分析されていく治療法である。精神科臨床のなかでも特殊なものである。

　また心療内科では、交流分析療法もしばしば行われている。この方法は、3つの自我状態すなわち親・大人・子供の自我状態として、自分や相手を分析していき洞察を得ていくものである。分析の方法には、自我の構造分析・交流パターン分析・ゲーム分析・脚本分析などがある。

● 交流分析

　交流分析(Transactional Analysis, TA)は、1957年にエリック・バーン（Eric Berne）が提唱した心理療法である。これには、いくつかの分析が含まれているが、ここでは臨床で役立つ概略を説明していく。

　まず、交流分析では人の心の中に3つの自我状態があるとさ

表12-1 交流分析の自我状態

交流分析	意味合い	精神分析
P: Parent（親） A: Adult（大人） C: Child（子ども）	良心・道徳 現実 本能	超自我 自我 本能

れ，人はこの状態の間をすばやく移動しながら外界に反応しているわけであるが，どの自我状態が優勢に働いているかは人によって異なるものである。これらの自我状態と精神分析での用語を対比して表12-1に示した。

親の自我状態（P）はさらに，「批判的P（Critical P, CP）」と「養育的P（Nurturing P, NP）」に分けられる。前者は父親的な厳しいもので，後者は母親的な保護や養育や受容的な側面を表している。

大人の自我状態（A）は，感情に左右されずに事実を観察し統合しようとする側面である。

子どもの自我状態（C）は子どもの時に体験したような感情や行動を示すものであり，生まれたままの本能的で「自由なC（Free C, FC）」と，人生早期に親に順応するために会得した「順応のC（Adapted C, AC）」に大別される。

これらの自我状態は，ある状況下で変化していくものであり，患者の心理状態を理解するのに役立つばかりでなく，看護スタッフ自身の心理状態を分析するのにも役立つのである。看護スタッフにみられる特徴的な言動を表12-2にあげる。

患者の言動に対する状態と，これに対する看護スタッフの対応による状態の変化例を表12-3に示す。

患者と看護スタッフの交流も，それぞれの自我状態を把握し，矢印で示すことができる（図12-1）。

表12-2 自我状態と看護スタッフの言動

親の自我状態 (批判的 P と養育的 P)
  ・言葉:「ねばならない」「べきである」「決して〜ない」
       「〜してあげる」「大変だったでしょう」「大丈夫ですよ」
  ・行動:腕組み,責めるような,しかめっ面,敵対的,支持的,
       微笑み,体に手を触れる,励ますような言動

大人の自我状態 (A)
  ・言葉:「いつ」「どこで」,「何アンプル?」「原因は?」
  ・行動:物静か,適切な反応,自信がある,テキパキ

子どもの自我状態 (C)
  ・言葉:「エー,ウッソー」「私がやるの?」「ちょうだい,ちょうだい」
  ・行動:甘えた口調,伏し目がち,ふくれっ面,涙もろさ

表12-3 患者への介入例

手術の前の日に,不安で泣いている患者さん= C
   ↓ 介入 「泣かないでください」「心配しないでください」
同じ状態が続く= C
   ↓ 介入 「同じ手術を受けた・・さんは手術によってどうなりましたか?」
「とてもお元気になりました」,「手術して2日目には歩いていました」= A
   ↓ 介入「子供さんはあなたが早く退院することを待ってるんですよ」
「そうでしたね,早く退院しなければ」= P

介入する言葉によって患者さんはC状態から,A状態にも,P状態にも変化していく

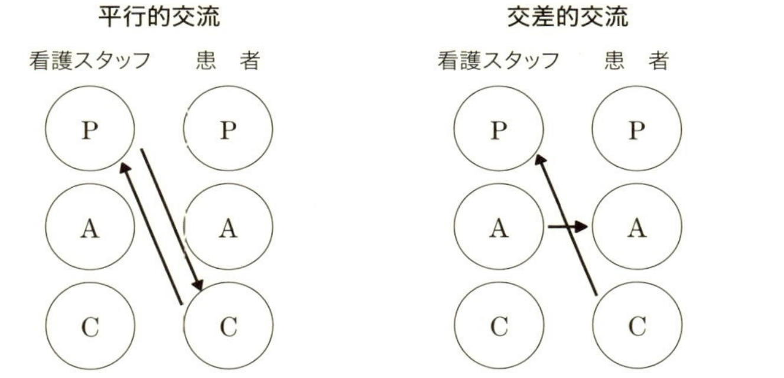

```
平行的交流                          交差的交流
看護スタッフ　患　者              看護スタッフ　患　者
    P        P                       P        P
    A        A                       A   →    A
    C        C                       C        C

患者：「明日の検査が心配です」      看護スタッフ：「明日の検査は9時からで
看護スタッフ：「大丈夫ですよ。                   すから準備しておいてください」
　　　麻酔があればまったく痛      患者：「どういう検査かもわからなくて
　　　みもありませんし」                   不安なんです」
```

図 12-1　患者と看護スタッフの交流

サイドメモ

洞察療法と支持的精神療法

　肺炎に対して抗生物質を投与して根本的な治療をするのが洞察療法とするならば，支持的精神療法は糖尿病患者への治療に例えられる。すなわち，糖尿病患者の場合には，食事療法を勧めたり，体内からのインシュリンの分泌を促すような経口薬を投与したり，インシュリンの注射をしたり，運動などの生活指導を加えることにより，重症な合併症である神経障害・腎臓障害・視力障害に発展することを極力防止するのが通例である。同じように，支持的精神療法では，精神構造や自我機能の脆弱な部分を補強したり，その成長を図ったり，さらなる適応障害が起こらないように生活指導をするのである。

　さらに糖尿病の場合，糖尿病性昏睡を引き起こす高血糖に対してインシュリンの点滴をすることは救急処置であり，対症療法である。同じように，現実的な問題を前にして精神的な困難に遭遇している患者に対して，具体的な問題解決に役立つ指示や助言を与えることは，「危機介入」であり，広い意味では「支持的精神療法」に含められる。

3. カウンセリング

　主として心理学領域で用いられ発展してきた治療技法であるが，わが国では現在までのところ資格制度化されていない。医療の現場というよりも，学校・保健所・児童相談所・会社などで現実的な問題の相談にのったり，短期間で終了する支持的精神療法を行ったりする場合に，特に「カウンセリング」と言われることが多い。その場合，相談に訪れたものは「患者」とは言わず，「クライエント」と呼ばれる。

　多くの場合，人格やパーソナリティーには立ち入らずに，現実的な対応策などを話し合うニュアンスが強いが，上記の洞察療法的な意味を含めることもある。

　患者が心理的に混乱していたり，心理的な関与が必要だと判断されたりするときに，「カウンセリングをお願いします」とか「患者がカウンセリングを希望しています」と精神科に依頼されることがある。このような場合には，カタルシス・励ましなどを含めた支持的精神療法や，より現実的な問題解決のためのアドバイスというような意味をこめて「カウンセリング」という用語が用いられているようである。

4. 認 知 療 法

　多くの場合，ひとは「客観的」現実を，なかば自動的に「主観

注：カウンセリングは米国で開発され研究されてきた技法である。この領域ではロジャース (Rogers, CR.) が最も有名で，「非指示的カウンセリング」，「クライエント中心療法」，「エンカウンター・グループ」などへと研究が進んできている。

的」フィルターを通して理解し，反応するものである。たとえば，友人と口論した際，口論という「客観的」現実を，「大切な友人を失いそうだ」と自動的に理解し，気持ちが滅入ったりウサ晴らしをしたりする。このような情報処理の短絡や歪みは，生まれてから体験してきたことを通して，心の奥底に蓄積されているわけである。認知療法の治療原則は，このように歪曲された情報処理過程を修正していくことにある。

　具体的には，患者に特有な認知場面を日常生活のなかから列挙し，その時の気持ちや感情について話したり記載したりしてもらい，さらにその時の「主観的」フィルター（これを自動思考という）について分析し，別の自動思考の可能性についても話し合っていくものである。そのため，この治療方法は「実証主義的共同作業」と言われている。

　この方法は看護の場面でも実際に利用できそうである。入院について，過去の記憶によれば入院した近親者はまもなく死亡していったために，自分の入院も「死ぬかもしれない重大な出来事」と理解し抑うつ的になっている患者には，認知の歪みを訂正するために話し合うことができる。

　実際に，認知療法の中の「トリプルカラム法」を示しながら，ある状況で自然に浮かんでくる，歪んだ考え方を修正していってみよう。この方法では図のように，まず3つの欄（トリプルカラム）をつくり，左端に実際に生じた事態，真ん中の欄にその時自然に生じた考えや気持ちを書き込んでいく。ここでは，仕事で失敗して上司に叱られて，ガックリしている場面を想定してみよう。

表12-4 トリプルカラム

事　態	実際に生じた考え	合理的な考え
失敗して上司に叱られた	いつも失敗ばかりだ もう最低の評価だ もう出世の見込みはない	

　ところが，この真ん中の欄に書かれた考えこそ，個々人の主観に満ちた，歪んだ認知の仕方によって生じた考え方である。そこで，右側には，その考え方に代わる合理的な考え方を書き込んでいく。この作業が最も重要な部分で，自分に起こった事態をできる限り第三者的に見て，冷静で理にかなった考え方を書き込んでいく。

　実際にこの例のような事態があったとしても，「もうだめだ」と考えてしまうことが唯一の正しい反応ではない。そこで，下のように右側の欄に，自然に生じた考えに代わる合理的な考え方や気持ちを書き込んでいく。

表12-5 トリプルカラムの記入例

事　態	実際に生じた考え	合理的な考え
失敗して上司に叱られた	いつも失敗ばかりだ	「いつも」というのは大げさだ。誰でもたまには失敗することもあるんだ。
	もう最低の評価だ	待てよ，見所があるから叱ったのかもしれない。こんなことで最低にはならない，先週は誉められたではないか。
	もう出世の見込みはない	そんなに大きな失敗をしでかしたのだろうか？ひとつの失敗や成功で出世が決まるなんてあるわけがない。

保坂　隆・野村総一郎：慢性疲労症候群．新星出版，1993．より

13. 行動療法

　行動科学（行動医学）では，日常的な行動も病的な行動も，すべては学習理論に基づいて後天的に習得されたものと考えられている。そのため，病的行動を成立させ維持している因子を分析し，学習理論に基づいて修正しようという試みが行動療法である。洞察療法では症状や病的行動の背後にある心理的因子を明らかにして治療するが，行動療法では，現在みられる症状や行動そのものを修正したり改善したりすることを目標としている。

(1) 古典的条件づけ
　いわゆるパブロフの条件反射学説に由来する方法であるが，このなかで最も確立した行動療法は「系統的脱感作」である。これは次の3段階から成っている。第1段階では，患者の行動分析から，どのような場面で不安がみられるのかを，その程度によって，「不安階層表」を作成する。第2段階では，不安や恐怖に拮抗する反応(自律訓練や漸進性筋弛緩法などのリラクセーション方法)を習得させる。そして第3段階では，十分にリラックスした状態で，「不安階層表」のうちで最も弱い状況を連想させ，リラックスした状態が脅かされないようにする。この段階で不安や恐怖反応が生じないことを確かめ，さらに上位の不安状況を連想させ不安反応が除去されるように訓練していく。

表 13-1　不安階層表の例

最も軽い
・家の庭に出る
・近所を歩く
・近所を自転車で回る
・家族とバスに乗る
・ひとりでバスに乗る
・家族と電車に乗る
・友人と電車に乗る
・ひとりで電車に乗る
・ひとりで急行電車に乗る
最も強い

　電車に乗っているときに気分が悪くなったのを契機として，バスにも乗れなくなり，外出することさえできなくなったケースを例にこの系統的脱感作をさらに説明する。まず第1段階では，不安や恐怖を起こすような行動を分析して，最も反応が強い「ひとりで電車に乗る」から「バスに乗る」・・・「近所を歩く」「家の庭へ出る」という具合に「不安階層表」を作成する（表13-1）。次に，自律訓練法をマスターさせ，必要なときにはこの方法でリラックスした状態が容易につくれるよう訓練する。そのうえで，まず最も弱い不安反応を引き起こす「家の庭へ出る」という状況を連想させる。そして，このような連想をしても，自分自身でマスターした方法によって不安反応が生じないで，リラックスした状態でいられることを体験させる。そして，この段階でも不安反応を起こさないようなら，次の段階の「近所を歩く」ことを連想させ，同じように不安反応を起こさないことを習得させていく。さらに，同様の方法で「ひとりで電車に乗る」ことを連想しても不安反応をきたさないことを学習していくのが「系統的脱感作」

である。また，単に連想させるだけでなく，実際の状況を作り出し，そのなかでも不安反応を起こさないように訓練する方法も可能である。

　なにか特定な対象や状況に対する恐怖症に対して，いちばん軽いストレス状況から徐々に行動するように指導することは日常的にもよくあるが，「系統的脱感作」はリラクセーション方法をマスターさせておく点が特殊である。

(2) オペラント条件づけ

　随意的反応に対して報酬を与えたり，罰を与えたりすることによって，望ましい行動を形成・強化したり，問題行動を抑制・消去する行動療法である。望ましい行動の際に与える報酬には賞賛するだけでなく，トークン（代用貨幣）を与え，それが一定量に達したときには，あらかじめ取り決めておいた本来の強化因子を与える方法がとられることもある。バイオフィードバック療法も，広い意味で，この「オペラント条件づけ」に含められる。

14. リラクセーション

　不安や緊張の強い患者に対して,「リラクセーション・テクニック」を教えて自宅で練習・マスターさせると良い。この方法には以下に述べるような方法があり,看護スタッフ自らいずれかの方法をマスターし,患者に教えることは今までの臨床ではあまりなかったかもしれないが,有益だし,大切なことである。

(1) バイオフィードバック
　自分自身の生理的な指標を客観的に把握して,それに対して反応し,さらにその変化を客観的に捉えなおし修正していく治療手段である。指標としては,筋電図・脳波・心拍・呼吸や呼吸抵抗・脈圧など,さまざまなものがあり,バイオフィードバック機器も各種開発され市販されている。最もポピュラーなものは筋電図バイオフィードバック療法である。たとえば筋緊張性頭痛に対しては,前額部に表面電極を置き,そこから得られる筋電図の振幅がある一定以上に達したときに音刺激が出るようにセットし,患者には「音が出ないように」と指示する。この訓練により,意識的には弛緩させにくい前額部のリラクセーションの仕方を,口ではうまく表現できないかもしれないが,体得させていくというのがバイオフィードバック療法の原理である。

(2) 自律訓練

シュルツ（Schulte, JH.）が自己催眠状態の習得のために開発したものである。寝ていても座ったままでもよいがリラックスした姿勢を保つ。そして，第1段階として「右手が重たい」と自己暗示をかける。最初まだ慣れないうちは，右手で重い荷物を持った場合をイメージするとよい。その感覚がつかめたら，右手→左手→両手と進んでいく。手の次は右足→左足→両足と，重たい感じを自己暗示していく。足が重たいという暗示をかけるときには，長い間歩き回って足が棒のようになったケダルイ感じをイメージするとよい。

第2段階は「…が温かい」という暗示であり，右手→左手→両手→右足→左足→両足の順に行う。ここまでの訓練を毎日数回ずつ練習させ，習熟させる。標準法では，それ以後は以下のような各段階がある。

第3段階：「心臓が静かに規則的に打つ」
第4段階：「呼吸が静かである」
第5段階：「胃のあたりが温かい」
第6段階：「額が気持ちよく冷たい」

しかし，臨床的には「両手がだんだん温かくなる」と心の中で繰り返させるだけで，充分にリラックスした状況が得られる。

(3) 漸進性筋弛緩法 (Progressive muscle relaxation)

催眠や自律訓練などが苦手な患者にはこの方法が勧められる。この方法は1930年代にアメリカの生理学者であるジェイコブスン（Jacobson, E.）が開発したもので，足の先から頭のテッペンまでの筋肉を順に弛緩していくものである。

普通の場合，ただ「足の裏の筋肉を弛緩しなさい」と言われて

も，弛緩することは困難である。そのような時，いったん足の裏の筋肉を収縮（緊張）させてから脱力すれば，比較的容易に弛緩できる。10〜15秒間くらい収縮させ，一気に力を抜いてからは30秒間くらいリラックスした状態を保つ。この時，腹式呼吸をするように指示する。

　漸進性筋弛緩法とは，この方法によって，足・下腿・大腿・臀部・腹部・背部・胸部・手・前腕・上腕・肩・頚部・顔面・頭部という具合に全身の筋肉を漸次リラックスしていくものである。これを眠る前や休憩時間に練習させ，日常生活のなかに取り込むように指導する。

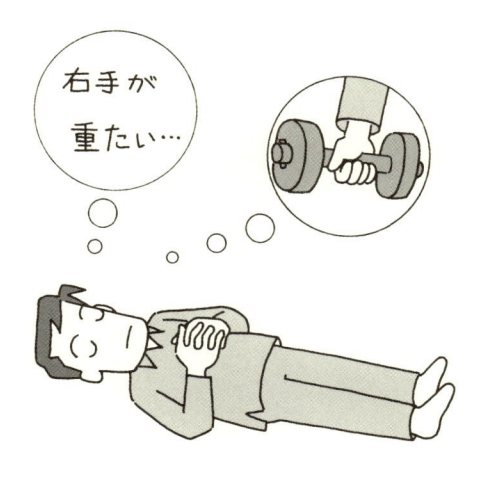

おわりに

　力動精神医学的な知識や技術を，日常の看護に応用することを目的に，専門的な内容をかなりわかりやすく書いてきた。

　力動精神医学という言葉は看護学の教科書にはあまり出てこない，専門的な用語あるいは領域である。力動精神医学は精神医学のなかでも，大きな流れではあるが，やはりひとつの考え方，アプローチの仕方に過ぎない特殊な領域である。

　しかし書き終えてみて改めて感ずることは，「力動精神医学」という言葉だけが難解な専門領域を連想させるだけであって，看護スタッフが日常的に行っている看護のなかには，ごく自然に取り込まれているのではないかという想いである。その意味では，看護スタッフは，いま自分たちが行っている看護にもっと自信を持ってほしいと切に思う。やはり，はじめに，にも書いたように，自分たちが日常やっていることを専門用語として理解したり，伝えたりする部分が，卒前・卒後教育の中で欠けていただけなのである。

　昨今の医療情勢では，在院日数のしばりが最優先課題となり，小さい頃から「人のケアをしたい」と思い描いていた「看護婦さん」からはほど遠いものが期待されている。日常の疲れ切った仕事から自分の部屋に帰ったときに，「これでいいんだろうか」と疑問を感じている看護スタッフの方も多いのかもしれない。

　しかし，本書で学んだように，患者さんの心を対象喪失という観点から見直したり，患者さんの不思議な言動を心理的防衛機制という観点から考えてみてほしい。きっと，昨日までとは違った

ものが見えてくると思う。そして，それを同僚とのミーティングのなかで言葉に出してみて共有してみると，チーム医療の原点が見えてくるのかもしれない。

さらに，自らのためにリラクセーションを施行して余裕ができれば，もっと鳥瞰図的に日常臨床が見えてくるのかもしれない。そうすれば，心気的な患者の訴えにどのように接しようとか，自分たちのポジショニングを考えて，トラブルメーカーの患者に振り回されない方策も思い当たるかもしれないし，自殺企図患者にも受容的に接することができるかもしれない。そして，付き添いの家族の不安がもっと理解できて，どのように援助してあげたらいいのか名案が浮かぶに違いない。

力動精神医学はこころの動きを分析して，こころの動きに合わせて対応していこうとする治療技法でもある。看護スタッフのこころが変われば，患者さんのこころや言動も変わってくるし，逆のことも起こるのである。力動精神医学を看護に応用することとは，患者さんと看護スタッフの間の双方向性，すなちインタラクティブな関係性を大切にしていこうとする姿勢に他ならないのである。

著者略歴

保坂　隆（ほさか　たかし）

昭和27年7月	山梨県生まれ
昭和52年3月	慶應義塾大学医学部卒業
同　　5月	慶應義塾大学医学部精神神経科学教室入局
昭和57年4月	東海大学医学部精神科学教室助手
平成2年8月～平成4年3月：	
	カリフォルニア大学ロスアンゼルス校精神科留学
平成5年4月	東海大学医学部精神科学教室講師
平成12年4月	東海大学医学部精神科学教室助教授
	現在に至る

専門領域　　コンサルテーション・リエゾン精神医学，サイコオンコロジー，
　　　　　　看護婦のストレス，など

学会活動　　日本総合病院精神医学会理事・学会誌編集委員長，日本サイコオン
　　　　　　コロジー学会理事，米国心身医学アカデミー評議員

著　書　　保坂　隆，春日武彦（編著）：精神症状へのアプローチ．南山堂，
　　　　　　　東京，1994．
　　　　　保坂　隆（著）：ナースのためのリエゾン．南山堂，東京，1996．
　　　　　保坂　隆・青木孝之：スキルアップのためのメンタル服薬指導
　　　　　　　テクニック．南山堂，2001．
　　　　　保坂　隆：がんとこころ―がん患者のこころのケアとそのしくみ．
　　　　　　　テンタクル，2001．
　　　　　保坂　隆・町田いづみ：医療コミュニケーション入門．星和書店，2001．
　　　　　保坂　隆・町田いづみ・中嶋義文：リエゾン心理士．星和書店，2001．
　　　　　保坂　隆：ナースのためのサイコオンコロジー．南山堂，2001．

こころをとらえるナーシング

2002年5月9日　初版第1刷発行

著　者	保坂　隆
発行者	石澤雄司
発行所	株式会社 星和書店
	東京都杉並区上高井戸1-2-5
	電話　03 (3329) 0031（営業部）／(3329) 0033（編集部）
	FAX　03 (5374) 7186

ⓒ 2002　星和書店　　　　Printed in Japan　　　　ISBN 4-7911-0474-9

患者―看護婦関係を学ぶ
ロールプレイングを活用して

川野雅資 監修

A5判
248p
2,600円

看護研究入門
科学的研究方法の実践 [心の看護編]

川野雅資 編

A5判
180p
2,200円

こころを看る看護
精神科看護マニュアル

中川賢幸 著

四六判
280p
2,330円

こころの看護学
精神看護の理論と展開

ジョエル、コリンズ 編
岡堂哲雄 監訳

A5判
496p
3,600円

精神科・治療と看護のエッセンス
現場での悩み、基本的な疑問に答える

市橋秀夫 著

A5判
160p
1,900円

発行：星和書店　　　　　　　　　　価格は本体（税別）です

〈2001年 改訂新版〉
こころの治療薬ハンドブック
1薬剤を見開きでわかりやすく解説

青葉安里、
諸川由実代 編

四六判
224p
2,600円

心の地図 上〈児童期―青年期〉
こころの障害を理解する

市橋秀夫 著

四六判
296p
1,900円

心の地図 下〈青年期―熟年期〉
こころの障害を理解する

市橋秀夫 著

四六判
256p
1,900円

**心のつぶやきが
あなたを変える**
認知療法自習マニュアル

井上和臣 著

四六判
248p
1,900円

いやな気分よ、さようなら
自分で学ぶ「抑うつ」克服法

D.D.バーンズ 著
野村総一郎 他訳

B6判
500p
3,680円

発行：星和書店　　　　　　　　　価格は本体（税別）です

心の病気〈増補改訂版〉
やさしく理解しよう

竹内知夫 著

四六判
320p
1,845円

マスコミ精神医学
マスコミ報道のセンス・アップのために

山田和男、
久郷敏明、
山根茂雄 他著

四六判
312p
1,600円

クルズス診療科（2）
心療内科
心療内科が扱う病気、最新治療等紹介

久保木、熊野、
佐々木 編

四六判
360p
1,900円

クルズス診療科（1）
神経内科
脳、脊髄、神経系の病気を扱う
神経内科をわかりやすく紹介

作田学 著

四六判
320p
1,900円

痴呆の基礎知識
医学的知識・ケア・予防法をわかりやすく

宮里好一 著

四六判
264p
2,200円

発行：星和書店

価格は本体(税別)です